PREFAZIONI

Umano, questa è la prima parola che mi viene in mente se penso a questo libro. Non un Pilates tecnico, biomeccanico, già brillantemente raccontato in tanti altri mirabili testi, ma un Pilates umano, reale, forte e fragile come la vita del suo fondatore, fatta di genialità ed eccessi.

John Steel non è un insegnante e non vuole esserlo. Il suo è il racconto di un cliente, di un amico, di un confidente che ci restituisce l'immagine di un Joseph Pilates burbero, stravagante, spassoso, ma anche sinceramente preoccupato di consolidare e diffondere in tutto il mondo - senza alcun steccato elitario - un metodo nel quale aveva investito l'intera sua esistenza.

Non troviamo rivelazioni sui dettagli degli esercizi, nulla sulle infinite dispute sul neutro o il core, ma piuttosto i tanti particolari di un uomo che meditava sul deterioramento del nostro stile di vita, su come modificarlo o migliorarlo, su come creare un metodo di allenamento "divertente quanto il sesso" che potesse spingere tutte le persone, donne e uomini, di qualunque classe e cultura, a muoversi e ritrovare energia e benessere.

Come John Steel, nemmeno io sono un insegnante. E perciò in queste pagine ho trovato tutti gli aspetti che mi hanno sempre affascinato della figura di Joseph Pilates.

Primo fra tutti il suo incredibile talento come inventore. La sua capacità di ideare, progettare e realizzare con le sue mani pezzi raffinati di design funzionali al benessere, come il Reformer. Macchina che al tempo non aveva molti paragoni e che ancora oggi continuiamo a riprodurre quasi invariata.

Il genio di Joseph era unico, cristallino, paragonabile a quello dei nostri contemporanei e tanto celebrati Steve Jobs o Elon Musk, ma a differenza loro incapace di trovare negli anni della sua vita un terreno fertile per le sue idee.

A raccogliere per primo la sua eredità come inventore fu diversi anni dopo proprio il fondatore di Balanced Body, Ken Endelman, che da allora, in silenzio e con grande umiltà, ha sempre lavorato alla diffusione di un Pilates universale, patrimonio di tutti e aperto alle diverse interpretazioni. Come Joe lo avrebbe voluto.

Anche questo traspare dalle pagine di questo affascinante libro. La figura di un tedesco in terra americana, i frutti del cui genio raccolsero in pochissimi, morto quasi da solo in una camera d'ospedale, convinto di essere davvero avanti di cinquant'anni sul suo tempo. E noi oggi sappiamo quanto avesse ragione.

Emiliano Cais,
Fondatore di Genesi e Responsabile di Balanced Body Italia

Il libro che tieni tra le mani ispirerà la tua dedizione ad una pratica di respiro e movimento che crea vitalità a sostegno del tuo personale scopo di vita.

John Howard Steel ha regalato a insegnanti, studenti e appassionati del Metodo Pilates un libro significativo per questi tempi insoliti, che comprendono crisi globali relative a salute e libertà individuali. Il messaggio importante è proposto in modo piacevole, in una storia sul rapporto tra un insegnante e uno studente. Dal loro primo incontro le vite di Joseph Pilates e John Steel sono state legate in modo unico. Ognuno aveva la chiave per aiutare l'altro a realizzare il proprio scopo nella vita. La loro relazione continua ad evolversi con la pubblicazione di questo libro, decenni dopo la morte di Joseph H. Pilates.

Joseph Pilates ha creato il proprio centro di movimento separato dai sistemi sanitari e educativi ufficiali. John Steel fornisce un'idea della fervente convinzione di Mr.Pilates che le sue specifiche sequenze di movimenti, ravvivate da una respirazione ritmica, aumentino la vitalità necessaria per la salute e l'appagamento personale. Queste pagine articolano la visione di Mr. Pilates, che desiderava che il suo sistema di movimento fosse adottato dalle organizzazioni sanitarie e educative di tutto il mondo.

Chi ha familiarità con la vita e l'opera di J.H. Pilates è consapevole del rapporto professionale e personale di Joseph e Clara. Clara è rispettata come ottima insegnante del Metodo e presenza solida e stabile in studio. La creatività di Joseph Pilates può essere considerata nel contesto del suo rapporto con Clara.

Questo libro esplora un'altra relazione significativa nella vita di Joseph Pilates. John Steel ha cercato l'insegnamento illuminante del signor Pilates per facilitare la sua trasformazione verso l'autenticità. Le capacità di Mr. Steel come avvocato furono di enorme utilità allo studio Pilates e alla continuazione dell'attività stabilita da Joe Pilates. Questo libro continua il lavoro di John Steel nel supportare la visione di Joseph Pilates. Nella sua relazione con il signor Pilates, John Steel ha trovato la chiave per liberarsi dalla gabbia che lui stesso percepiva. Forse questo libro renderà il "leone in gabbia" libero di realizzare la sua visione del respiro e del movimento al servizio della salute e della libertà personale.

Ogni lettore sarà ispirato ad apprezzare la responsabilità trasformativa della relazione insegnante-studente. Ogni insegnante di Pilates deve affrontare il proprio lavoro con riverenza e dedizione, onorando lo scopo di vita unico del proprio studente. Ogni relazione insegnante-studente offre chiavi per la libertà.

Elizabeth Larkam,
Master Trainer e Mentore Balanced Body, Pilates Method Alliance NCPT

"Caged Lion" è la storia di due uomini: Joseph Pilates, che ha creato un brillante sistema di esercizi, e l'autore John Howard Steel, che in qualità di delegato, ha portato la visione e la passione di Joe in ciò che il Pilates è oggi. Steel, dalla sua prospettiva unica e con la sua profonda connessione personale, racconta un'affascinante storia di passione e perseveranza. Caged Lion si legge come un romanzo… un bellissimo romanzo.

Shari Berkowitz,
MS, Fondatrice di The Vertical Workshop's Pilates

LEONE IN GABBIA

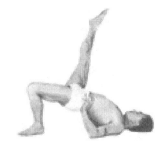

LA VITA DI JOSEPH PILATES E LA SUA EREDITÀ

JOHN HOWARD STEEL

TITOLO DELL'OPERA ORIGINALE

Caged Lion

Pubblicato da Last Leaf Press, Santa Barbara, California

Editing e progetto: Girl Friday Productions

Fotoritocco: Lauren Steel

Copertina: Anna Curtis

Immagine di copertina: per gentile concessione dell'Università Internazionale di Pilates Fitness4you

EDIZIONE ITALIANA A CURA DI GENESI SRL

www.genesicompany.it

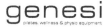

Traduzione di Kosmos srl e Elisa Pavan

Adattamento grafico: Luisa Brancaleone, Grafica360°

Un ringraziamento a Shari Berkowitz, Elizabeth Larkam, Roberto Cerini e tutto il team Genesi srl.

ISBN (Copertina rigida) Codice ISBN: 9798494367341

ISBN (Copertina flessibile) Codice ISBN: 9798491755097

John Howard Steel

LEONE
IN GABBIA

Non accade nulla finché non si muove qualcosa.

—Albert Einstein

INDICE

INTRODUZIONE   17

CAPITOLO 1: Un inizio infausto ma decisivo   25

CAPITOLO 2: Imparando il mestiere   45

CAPITOLO 3: Joe e Clara nel tempo libero   61

CAPITOLO 4: Un'inverosimile profezia   85

CAPITOLO 5: Fortunatamente, aveva dei discepoli   99

CAPITOLO 6: A un passo dall'estinzione   115

CAPITOLO 7: Un nuovo inizio: la rinascita occidentale del Pilates   145

CAPITOLO 8: L'eredità di Joe sulla bilancia della giustizia   167

CAPITOLO 9: L'origine   185

CAPITOLO 10: Un'attrazione profonda   207

EPILOGO   229

RINGRAZIAMENTI   235

CREDITI FOTOGRAFICI   239

L'AUTORE   241

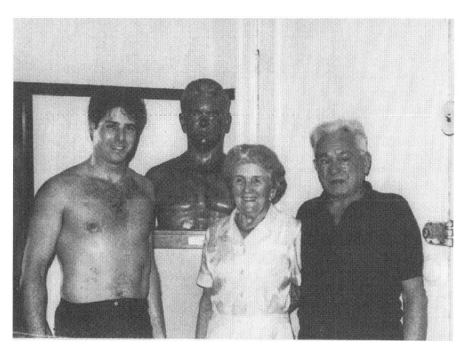

L'autore, busto in bronzo di Joe, Clara e Joe Pilates, 1965.

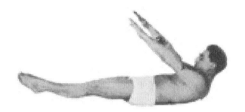

INTRODUZIONE

Era il novembre 2007, e fui invitato a parlare come relatore principale davanti a centinaia di insegnanti, proprietari di studi di Pilates e altri operatori del settore in occasione di una conferenza della Pilates Method Alliance a Orlando, in Florida. Joseph Pilates era morto quarant'anni prima. In quel periodo il suo metodo di esercizi, che aveva denominato "Contrology", aveva assunto il nome di "Pilates" e, dopo numerosi salvataggi dal rischio di oblio, era finalmente in una fase fiorente. In quel lungo arco di tempo avevo pensato spesso a lui, sempre con grande affetto. Praticavo ancora Pilates in uno studio, assistito da un istruttore, una o due volte a settimana. Non c'era quasi mai una sessione in cui il mio insegnante non mi chiedesse: "Come avrebbe voluto che facessi l'esercizio Joe Pilates?". La domanda mi piaceva. A volte, senza che mi fosse richiesto, dicevo spontaneamente: "Joe ce lo faceva fare in questo modo". I miei numerosi e diversi istruttori, in Francia, Inghilterra, a New York, in Colorado e California, erano piuttosto impressionati e orgogliosi di insegnare a una persona che, come me, aveva ricevuto l'insegnamento originale di Joseph Pilates. E fui abbastanza stupito del fatto che, dopo la bizzarra storia del Pilates e i molti anni trascorsi da allora, e i profondi cambiamenti tecnologici intervenuti, i movimenti che fanno parte della serie di esercizi, la struttura degli attrezzi e l'anima del Pilates fossero essenzialmente rimasti così come Joe li aveva lasciati.

Ero fuori dal mondo degli studi di Pilates e del business a esso collegato, tranne che come cliente, fin dal 1984, quando lo studio che gestivo con Romana Kryzanowska a New York fu venduto ad Aris Isotoner. Mi ero lasciato coinvolgere nuovamente negli anni '90 all'insorgere di una nuova minaccia per il Pilates: la rivendicazione dei diritti di proprietà del nome "Pilates" da parte di un imprenditore, un personal trainer sostenuto da Romana. Ne seguì una causa legale fortemente contestata. La questione si risolse nel 2000, quando ritornai in scena nel ruolo di allievo. Continuava a piacermi andare a lezione, ma non avevo alcun interesse nel gestire l'attività.

Ero onorato, persino commosso, che gli organizzatori della convention mi avessero scovato a Telluride, in Colorado, e mi avessero invitato a fare da relatore principale. La Pilates Method Alliance, o "PMA", era una nuova fantastica organizzazione che cercava di standardizzare l'insegnamento del Pilates e di definire i requisiti per la certificazione degli insegnanti. Era un'iniziativa coraggiosa mirata a coordinare il mondo del Pilates, che stava vivendo una rapida e incontrollata espansione, e a creare un forum per la formazione e la promozione del Pilates e la definizione dei requisiti per l'insegnamento di questa disciplina.

Il discorso di apertura si svolse la sera della prima giornata. Molti dei partecipanti l'avevano trascorsa interamente praticando Pilates nelle diverse classi e a quel punto erano rilassati e pronti a conoscere qualcosa della storia che stava dietro alla loro scelta professionale. Circa 450 persone, tutte in gran forma e dal fisico vigoroso, si presentarono per assistere al discorso di apertura. Il mio compito, quella sera, era di far capire come fosse imparare da Joe Pilates, descrivere lo studio in cui tutto era iniziato e il funzionamento dei vari attrezzi, e raccontare qualcosa su di lui. La mia era una prospettiva unica. Solo pochi di noi erano vissuti abbastanza a lungo per capire cosa significasse avere ricevuto l'insegnamento dell'ideatore. Di questi, io ero l'unico dilettante;

gli altri erano tutti insegnanti professionisti. Questi insegnanti di prima generazione erano tra il pubblico.

Nelle settimane precedenti, mentre preparavo il mio discorso, nella mia mente continuavano ad alternarsi molte domande: chi era l'uomo di cui dovevo parlare? Da dove veniva e cosa lo aveva ispirato a sviluppare i suoi esercizi? Non mi ero mai posto queste domande quando Joe era in vita. Non mi aveva mai parlato del suo passato o di come avesse originariamente creato gli esercizi del metodo Contrology. Da questo punto di vista ero come tutti gli altri: ignoravo la storia che stava dietro l'uomo e i suoi metodi. Quando iniziai a tracciare le linee del mio discorso, la scarsissima conoscenza che avevo del background di Joe mi spaventò. Mi chiedevo come avrei potuto parlare di un argomento di cui sapevo così poco. Certamente avevo conosciuto Joe nell'ultima fase della sua lunga e variegata esistenza. Sapevo cosa significasse fare Pilates sotto il suo occhio vigile. E conoscevo la sua vita al di fuori della palestra. Eppure, nonostante tutto il tempo trascorso con lui, del suo passato non conoscevo nulla di più di quanto si potesse venire a sapere digitando il suo nome su Google. E non era molto.

Ricordare il tempo trascorso con Joe fu uno stimolo per la mia curiosità. Volevo sapere di più sul personaggio centrale del mio discorso. Volevo sapere come Joe avesse concepito i suoi esercizi. Mi chiedevo cosa ci fosse nel metodo Pilates che improvvisamente l'aveva fatto esplodere da piccola attività, quasi di culto, riservata a pochi, fino a diventare un programma di esercizi di massa. E avevo un'altra domanda, di natura personale: cosa mi aveva spinto negli anni a mantenere vivo il Pilates? Come avevo potuto – io, che del Pilates non avevo fatto una carriera e tanto meno ne avevo ricavato un centesimo – essere stato contagiato dal virus di Joe? Certo, desideravo disporre di un posto dove praticarlo, ma quando era fallita la pizzeria all'angolo, non è che avessi imparato a gestire una pizzeria. Forse, attraverso questa ricerca, avrei potuto scoprire qualcosa su di me. E c'era molto da scoprire.

Quando incominciai il mio discorso, ero curioso di sapere quanto il mio pubblico conoscesse la disciplina che insegnava e che aveva studiato con tanto fervore. Chiesi: "Chi di voi sapeva che Pilates è il nome di una persona realmente esistita?" Rimasi scioccato nel vedere solo la metà del pubblico alzare la mano.

Poi chiesi di alzare la mano a coloro che, sapendo che Pilates era una persona reale, pensavano fosse ancora vivo. La metà di loro alzò la mano. Solo il 25% dei professionisti seduti di fronte a me sapeva che esisteva un individuo di nome Pilates e che non era più in vita. La cosa mi prese alla sprovvista. L'uomo che aveva dato il suo nome a un metodo di allenamento divenuto un fenomeno mondiale – stavano partecipando a questa conferenza persone provenienti da quarantasette paesi – era praticamente uno sconosciuto per circa il 75% degli insegnanti di Pilates presenti tra il pubblico.

Provai un grande disagio. Joe aveva dedicato la sua vita a creare e insegnare quello che era diventato un diffuso sistema di esercizi per migliorare la salute e il benessere, ma la persona di nome Pilates era stata soppiantata dalla disciplina che ne aveva preso il nome. Joe si era perso nel tempo, come un'antica città sepolta dalle macerie di una civiltà che avanza.

Non riuscivo a capire come quel Joe che aveva sviluppato il programma fosse uscito di scena. Forse si riteneva che la storia di quegli esercizi fosse irrilevante per chi imparava a insegnarli. Probabilmente nessun cliente aveva mai fatto domande sull'origine di ciò che stava facendo, quindi perché sprecare tempo prezioso a imparare qualcosa di scarso interesse? Quando Joe mi insegnava Pilates, non gli avevo mai chiesto da dove venisse l'idea di un movimento o di un particolare attrezzo. Era già abbastanza complicato seguire le sue istruzioni. Forse ignorando che Joe lavorava con proprietari di studi e insegnanti che non erano interessati alla storia, o che non volevano demistificare il loro ruolo di guaritori. Stranamente nessuno sembra fermarsi a riflettere sul fatto che l'uomo che ha concepito questo elaborato programma avrebbe anche potuto disporre di informazioni importanti sugli esercizi, sul modo in cui insegnarli e sulle indicazioni da impartire agli allievi per eseguirli.

Mi resi improvvisamente conto che il mio discorso aveva un obiettivo. Le persone che mi avevano invitato avevano intuito che il loro pubblico aveva bisogno di qualcosa di più di qualche risata e delle storielle pittoresche raccontate da un vecchio a proposito di un altro vecchio. Forse il mio pubblico avrebbe apprezzato un approfondimento sulla metodologia di insegnamento del maestro del Pilates. Dopotutto, stavano partecipando a quella convention per migliorare le loro capacità di insegnamento. Forse avevano anche la necessità di capire che cosa Joe considerava essere il cuore, il nucleo, del suo programma di esercizi. Aveva un'anima? C'erano implicazioni di natura magica? Le domande del pubblico coincidevano con le mie domande.

L'impazienza del pubblico era palpabile. L'attenzione era massima. Misi da parte i miei appunti e iniziai con la storia del mio rapporto con Joe e sua moglie, Clara, e degli esercizi di Pilates così come Joe me li aveva insegnati. Beh, ero abituato a improvvisare. Ogni caso che avevo trattato come avvocato diventava un'improvvisazione subito dopo, se non addirittura durante, la dichiarazione introduttiva. Non appena incominciai a parlare di Joe, mi resi conto di trovarmi al posto giusto. Ero alla PMA per intrattenere e illuminare il pubblico sul Pilates degli inizi, così come me lo ricordavo io. Non mi era stato chiesto di parlare del background di Joe o di fare un discorso motivazionale, ma solo di raccontare delle storie. Mi trovavo lì, molto emozionato nel rendermi conto che proprio davanti a me c'era la metamorfosi di una serie di esercizi che Joe aveva lasciato a brandelli quarant'anni prima, come prova tangibile della loro resilienza attraverso i momenti più difficili. Insieme alla prova del successo del Pilates dimostrata dalla grande folla di professionisti seduti di fronte a me, si poteva cogliere – in egual misura – come in tutto questo si fosse perso Joe, il Thomas Edison del Pilates.

Un'ora trascorse in un lampo. Restai saldamente ancorato al ruolo di narratore, raccontando aneddoti divertenti su Joe e la doccia, Joe e la pistola, Joe allo zoo, Joe in palestra, Joe che cammina sulla Eighth Avenue e Joe che fuma il sigaro. Joe doveva essere apprezzato come persona, con tutte le sue abilità ed eccentricità. Era facile, divertente; e quando mi guardai attorno, colsi un'attenzione rapita. E il gradimento si esprimeva in modo gentile, quando cercavo di essere divertente. Il mio discorso proseguì fino a quando il caposquadra della manutenzione dell'hotel mi interruppe per comunicarmi che avrei dovuto terminare immediatamente perché l'auditorium doveva essere riconfigurato per l'evento successivo. Il pubblico ululò: "No!". Il caposquadra chiamò allora l'organizzatore dell'evento, che riuscì a negoziare altri quarantacinque minuti di permanenza nell'auditorium, con grande disappunto dei tipi del sindacato e della mia gola riarsa. La gola venne lubrificata da un bicchiere d'acqua. Al termine dei successivi quarantacinque minuti, dovemmo abbandonare la sala. Il pubblico era ancora affamato di storie e mi chiese se potevo continuare nell'atrio. Ero lusingato e compiaciuto. Rimediarono una sedia per l'anziano, ossia per me, mentre loro, agili e allenati, si sistemarono sedendosi sul pavimento. Un'altra ora trascorse tra domande e racconti, questa volta la mia gola trovò ristoro in un paio di birre. Quelle persone non si stancavano di ascoltare le mie storie. E io mi divertivo come un matto a raccontare aneddoti su Joe, molti dei quali mi tornarono in mente dopo decenni.

Il discorso durò quasi tre ore. Ero molto stanco, ma in senso buono, e assaporavo tutto il piacere derivante da questo mio viaggio sul viale dei ricordi e la gratificazione di una reazione così entusiasta. Avevo iniziato con la triste sensazione che il povero Joe fosse stato scartato, buttato in un mucchio di cenere, e terminai con l'impressione che se fosse stato riportato in una prospettiva storica, sarebbe stato ben accolto.

La gente voleva sapere qualcosa in più su di lui. Volevano collegare i puntini della storia del Pilates a partire dal suo inizio. E non avevo neanche toccato i primi ottant'anni della sua vita.

Nei tre giorni di convention successivi, durante i quali non avevo compiti ufficiali da svolgere, ero costantemente attorniato da insegnanti provenienti da tutti gli angoli del paese, alcuni addirittura dalla Russia e dal Giappone, che avevano domande su Joe o che semplicemente volevano stare ad ascoltare altre storie. Ovunque andassi ero accompagnato da un adorabile entourage, e apprezzai molto l'attenzione ricevuta. Ho passato del tempo con diversi insegnanti di prima generazione, che erano molto curiosi di conoscere Joe al di fuori dell'ambiente della palestra, nonostante avessero studiato con lui. Apprezzarono anche il fatto di sentire il punto di vista di una persona che non era stata formata per insegnare.

A giudicare dalla risposta al mio intervento e da molti interventi simili alle conferenze successive, era ovvio che c'era una gran sete di informazioni su Joe, sulla genesi del Pilates, su cosa fossero all'epoca Joe e il Pilates, e su come il metodo fosse sopravvissuto alla morte di Joe diventando così popolare; la gente era affamata anche di pettegolezzi. Volevano sentire tutta la storia da uno dei pochi allievi di Joe sopravvissuti, che era diventato anche un suo amico, l'avvocato di Clara, oltre che una figura di riferimento nei quarant'anni trascorsi tra la morte di Joe e la convention. Molti dei partecipanti dissero la stessa cosa: "Dovresti scrivere un libro".

E così ho fatto. Eccolo qui, tredici anni dopo. Avevo un vivido ricordo di molto di quanto era accaduto durante i lunghi anni di questa storia. Ricordare certi dettagli è stato impegnativo. E mentre scavavo sempre più a fondo nella storia di Joe, a partire dalla sua versione popolare, scoprii enormi lacune sulla sua fase iniziale. Non era uno che amava parlare del suo passato. Non ha lasciato diari, corrispondenza, né altre testimonianze. Immigrato tedesco, ha attraversato la fase iniziale della sua vita, prima di arrivare negli Stati Uniti, senza lasciare tracce. Nessuno conosceva la storia di Joe. Tutti erano convinti di conoscerla, ma anche alla luce più fioca, la versione popolare non reggeva.

La vera storia degli inizi di Joe, se era destinata a entrare a far parte di un libro – e certamente ritenevo questo aspetto fondamentale – doveva provenire da me. Come allievo e amico di Joe, godevo di un punto di vista privilegiato. Scavare e riflettere facevano parte del mio mestiere di avvocato, e spero che queste competenze mi abbiano reso un buon servizio nel colmare le lacune attraverso una serie di informazioni circostanziate.

Ho fatto ricerche e ho riflettuto sul passato di Joe e mi ci sono avvicinato come si farebbe con una scena del crimine. C'erano elementi che si prestavano a confluire in una storia coerente e plausibile, ma non potrei giurare sull'accuratezza o sulla validità di alcune delle mie intuizioni e conclusioni.

Nonostante l'impossibilità di verificare tutto, penso che sia corretto chiamare questa storia una storia vera. Le persone, le date, le situazioni e le mie stesse attività sono qui raccontate al meglio delle mie capacità di ricordarle. Molte delle spiegazioni e delle ricostruzioni di eventi storici derivano da fatti e circostanze noti. Per le fasi iniziali della storia di Joe, mi sono basato sulle ricerche di altri, a cui sono riconosciuti i crediti nel corso della narrazione. Dove mi mancava una spiegazione delle azioni di Joe o la comprensione delle sue motivazioni, ho cercato di considerarle così come avrebbe potuto fare Joe, basandomi sulla mia familiarità con la sua visione della vita.

Alcune delle mie conclusioni metteranno in discussione credenze consolidate e ampiamente accettate. Spero di aver spiegato a sufficienza come sono arrivato a queste conclusioni per fare almeno riflettere i lettori. Alcuni dei profili dei protagonisti potranno turbare coloro che hanno conosciuto queste persone in un contesto diverso dal mio. I professionisti e anche gli allievi potranno non condividere le ragioni che ho esposto per spiegare il perdurare della popolarità del Pilates. Capisco e accetto tutto questo e voglio solo dire in mia difesa, che ho cercato in tutti i modi di collegare i punti, il che, lo ammetto, ha richiesto a tratti qualche piccola forzatura.

John Howard Steel,
Santa Barbara, marzo 2020

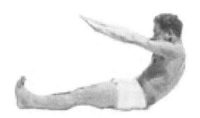

CAPITOLO 1

Un inizio infausto
ma decisivo

Una mattina d'autunno del 1963, lasciai di buon'ora il mio appartamento nella parte alta della Fifth Avenue, a New York, presi l'autobus fino alla 57a strada e mi diressi a piedi verso ovest, attraversando la città, fino a raggiungere un malandato palazzo newyorkese vecchio stile, che si affacciava su un intero isolato. Mi stavo recando da un fisioterapista fortemente raccomandato da mia madre, che mi stava perseguitando da almeno sei mesi perché prendessi un appuntamento con lui. Considerava quest'uomo un mago per la sua abilità nel trattare il corpo umano, ed era certa che potesse sistemare il mio torcicollo cronico. Ero scettico, probabilmente non si trattava d'altro che dell'ennesima infatuazione di mia madre. Finii per cedere, non tanto per alleviare la pressione sul collo, quanto per porre fine alla pressione esercitata da mia madre.

Entrai dal portone, che non era chiuso a chiave, al numero 939 della Eighth Avenue ed ebbi accesso a un antro angusto e maleodorante che fungeva da ingresso, punto di consegna della posta, deposito della biancheria, punto di appoggio per gli ombrelli e ingresso per gli occupanti dei numerosi piccoli appartamenti. Il chiavistello della porta interna era rotto e infondeva tanta sicurezza quanto il cartello che recitava: "Vietato l'ingresso ai ladri".

Pur non essendo necessario, premetti il pulsante a lato di un'etichetta sbiadita con sopra scritto "Pilates". Tanto valeva far sapere a questo signor Pilates che ero in orario. Poi salii la scala principale fino al secondo piano e attraverso la pesante porta antincendio entrai in una sala fiocamente illuminata dove, con mia sorpresa, un vecchio mezzo svestito stava in piedi immobile come una statua. Doveva essere Joseph Pilates, il fisioterapista dei miracoli. Era molto abbronzato e aveva in testa un impressionante casco di capelli bianchi incolti. Quel poco di vestiti che aveva indosso rappresentava la sua tenuta da lavoro: pantaloncini neri stretti e scarpette di tela. Se ne stava nella sala a torso nudo, nonostante, o piuttosto sfidando, il freddo di novembre. Le sue lunghe braccia, mollemente abbandonate, ma estremamente muscolose, erano attraversate da vistose vene che saltavano fuori da tutte le parti. Portava degli occhiali spessi con una montatura di plastica piuttosto ordinaria e una stanghetta tenuta insieme con il nastro adesivo. Dietro le lenti, il suo occhio sinistro era fisso su di me, mentre l'occhio destro era immobile. Era di vetro. Era diversi centimetri più basso di me e di corporatura molto massiccia. La sua postura – perfettamente bilanciata, il busto proteso in avanti, le braccia sollevate – era quella di un pugile pronto per il combattimento. L'immagine che mi venne in mente fu quella di un leone dalla grande criniera, appoggiato sulle zampe posteriori e con quelle anteriori alzate. Trasudava vigore ed energia. L'uomo che avevo di fronte irradiava la stessa autorità di un sergente istruttore dei Marines, e anche un po' di cattiveria.

"Signor Pilates?" Chiesi, giusto per essere sicuro. "Salve".

Strinsi la sua mano tesa che aveva allungato nel considerevole spazio che ci divideva, senza il minimo accenno di un sorriso. La stretta di mano era strana. Sembrava che mi stesse controllando il battito. Non solo mi teneva un dito sulla parte interna del polso, ma il suo occhio sinistro mi scrutava scorrendo dall'alto in basso e di lato, come se mi fossi candidato per un lavoro in cui l'aspetto e l'igiene personale avessero la massima importanza. Mi tenne la mano stretta per un tempo inopportunamente lungo.

Ero un prodotto, nonché membro in regola, dell'agiata classe media americana. Eppure, mi trovavo in quello squallido corridoio, faccia a faccia con un uomo mezzo nudo che aveva cinquantadue anni più di me e veniva da un altro mondo, e io, avvocato newyorkese finemente istruito e socialmente introdotto, me ne stavo in equilibrio precario, non esattamente la situazione ideale per chi ha di fronte qualcuno con l'atteggiamento e il contegno di un pugile. Tentai di superare la gelida accoglienza del signor Pilates spiegando il motivo per cui mi trovavo lì. Un grugnito fu l'inequivocabile avvertimento che il signor Pilates non era interessato a chiacchiere di nessun genere.

Come minimo, mi sarei aspettato da lui delle domande sulla mia salute e su ciò di cui pensavo di aver bisogno, il tipo di domande che i fisioterapisti sono soliti fare. Pensai che avrebbe potuto menzionare mia madre e mio padre, che erano suoi clienti. Niente, solo un silenzio carico di tensione. Il suo viso non rifletteva né calore, né ostilità. Solo intensità. Il mio disagio cresceva. La formazione che avevo ricevuto in un'università della prestigiosa Ivy League, il mio abito su misura, la camicia e la cravatta eleganti e le scarpe lucide non contavano assolutamente niente. Mi sentivo completamente fuori posto. Ma non me ne andai.

Seguii Joe attraverso una vecchia porta con un grande pannello di vetro opaco su cui era dipinta in bella calligrafia la scritta "Joseph H. Pilates". Quella era la palestra. Era larga circa cinque metri e lunga sei, le dimensioni del soggiorno di un vecchio appartamento newyorkese che era stato un tempo, con un soffitto alto e tre grandi finestre affacciate a est sulla Eighth Avenue. Nonostante vi entrasse la luce del mattino, la stanza aveva un aspetto oscuro, grave, teutonico. Dei logori tappeti orientali coprivano la maggior parte del pavimento. Le pareti, color caffellatte per via della vernice, o forse del tempo, erano ricoperte dal pavimento al soffitto di foto di Joe intento a svolgere i suoi esercizi. Tutte le fotografie avevano un aspetto datato ed erano bordate da cornici scure accuratamente affiancate le une alle altre.

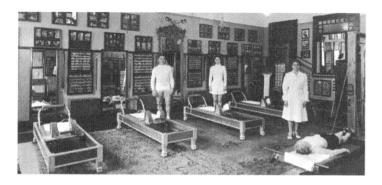

La palestra di Joe intorno al 1940. Da sinistra: Joe Pilates, sua nipote,
Mary Pilates, Clara Pilates e un cliente sconosciuto.

L'atmosfera della palestra era confortante. Quello spazio aveva un non
so che di caldo e accogliente: la sua apertura e l'arredamento. La mia
attenzione fu catturata da quella che immaginai essere l'attrezzatura per
gli esercizi: apparecchi diversi da qualsiasi cosa avessi mai visto prima
erano allineati con precisione militare come le jeep di un parco macchine
dell'esercito, e occupavano la maggior parte del grande pavimento.
Quattro elementi disposti al centro assomigliavano a dei letti singoli, con
robusti telai di legno brunito e piedini intagliati nel punto in cui le gambe
incontravano il pavimento. Quegli attrezzi così ben fatti e lucidi potevano
sembrare quasi comodi, fino a quando non li esaminai da vicino. Ogni
telaio supportava una piattaforma, come il telaio di un letto che contenesse
un materasso, e questa era rivestita di pelle nera. La piattaforma era lunga
un po' più di un metro e andava avanti e indietro all'interno del telaio,
poggiando su ruote ai quattro angoli. Quattro lunghe molle collegavano
la piattaforma a uno dei lati corti del telaio. Delle cinghie di cuoio, che
passavano attraverso delle carrucole, erano attaccate alla piattaforma
all'estremità opposta. Tirando le cinghie da un lato e le molle dall'altro si
esercitava una forza uguale e contraria. Le cinghie di cuoio e altri pezzi di
derivazione industriale sembravano legacci o strumenti di tortura.

Come imparai ben presto, quegli aggeggi, fulcro dell'intera palestra, si
chiamavano "Universal Reformer", la macchina simbolo del Pilates, oggi
conosciuta in tutto il mondo con il nome di "Reformer". In un angolo si

trovava un altro aggeggio che richiamava la forma di una sedia di legno. Era genericamente denominato "Chair" e presentava una sconfortante somiglianza con una sedia elettrica. Un altro attrezzo ancora, chiamato "Ladder Barrel", non lasciava nulla all'immaginazione, il suo design quasi parlava: il corpo vi si appendeva sopra. Era come se sentissi la mia spina dorsale spezzarsi. Un dispositivo chiamato "Spine Corrector" occupava poco spazio. Sospettai che fosse lì per rimetterti in sesto, dopo aver utilizzato la Ladder Barrel. Un altro attrezzo aveva il simpatico soprannome di "Guillotine". In questo assortimento non fui in grado di riconoscere una sola delle attrezzature che ci si sarebbe potuti aspettare in una palestra nel 1963: niente pesi, bilancieri, palle mediche o barre di trazione. Joe percepì il mio smarrimento e disse: "Ho inventato tutta questa attrezzatura per insegnare Contrology. Questo è tutto ciò che facciamo qui dentro. Questo è tutto ciò di cui hai bisogno per la tua vita. Vedrai".

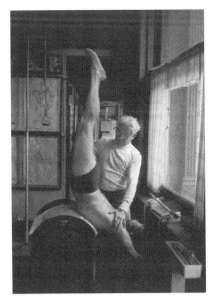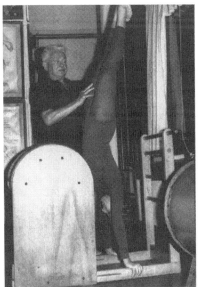

Joe e i genitori dell'autore, Arthur e Ruth Steel, sulla Ladder Barrel.

Malgrado l'inquietante apparato, la stanza appariva ordinata e organizzata con precisione; odorava di lucido per mobili, di cuoio, di cera per pavimenti e di una sana dose di olio per massaggi. Qua e là in mezzo alle foto di Joe intento a mostrare gli esercizi, c'erano, come immagini in stop-action ante-litteram, grandi primi piani e foto a figura intera di lui in varie pose, tutte in bianco e nero e sfumate nei toni del seppia. In un angolo c'era una statua di bronzo, dell'altezza di circa 50 centimetri, che raffigurava Joe su un piedistallo nella posa di un antico lanciatore di disco greco. Come gli atleti della Grecia classica, la statua era svestita e anatomicamente perfetta. C'era una testa di bronzo di Joe a grandezza naturale appoggiata contro un muro. Non c'era dubbio che questa fosse la sua palestra.

Joe mi passò un paio di scarpette da ballo di tela striminzite, senza chiedermi quale fosse il mio numero, e mi ordinò: "Mettiti queste, senza calzini". Poi mi chiese: "Hai portato dei pantaloncini e un asciugamano?"

"Sì".

"Vai lì dentro, cambiati e vieni fuori". Indicò una tenda da doccia di plastica. Mi uscirono di bocca due o tre parole quando cercai di raccontare al signor Pilates del mio torcicollo. Mi guardò come se non avessi sentito le sue istruzioni e ripeté: "Vai a cambiarti". Andai dietro la tenda della doccia in una stanzetta poco più grande di uno sgabuzzino. Una doccia volante, come quelle che si trovano nei motel economici, occupava metà dello spazio. Questo era lo "spogliatoio degli uomini", uno spazio rudimentale e improvvisato dove mancavano persino gli armadietti.

Quando tornai da Joe, con addosso solo i miei striminziti pantaloncini, simili ai pantaloncini da corsa dei nostri giorni, mi sentivo a disagio, nonostante il mio corpo fosse snello e atletico. Joe mi indicò uno Universal Reformer. Un nome che aveva in sé un infausto presagio: Reformer come riformatorio, l'incubo di ogni bambino?

Joe mi disse di sedermi in un punto preciso del Reformer, e poi, prima che iniziassi ad abbassarmi, mi impartì istruzioni concise ma chiare: "Spingi in fuori il sedere, le braccia in avanti, su lo sguardo, resisti alla gravità". Dovetti correggermi due o tre volte prima di essere seduto in un modo che considerasse soddisfacente. Cosa stava accadendo? Ero venuto qui per farmi correggere la tecnica di seduta? Ancora oggi, mi siedo come Joe mi ha insegnato in quella prima occasione: sedere in fuori, controllo fino in fondo attraverso la pancia.

Una volta seduto con la massima soddisfazione di Joe (un prerequisito indispensabile per procedere al passo successivo), mi diede una serie di istruzioni. "Ora devi sdraiarti sul Reformer, e devi farlo correttamente, sempre nello stesso modo. Così: tira su le ginocchia fino al petto usando i muscoli della pancia, sdraiati facendo una torsione a destra, raddrizza le gambe, metti i piedi sulla sbarra, la testa tra gli appoggi delle spalle, rilassa la spina dorsale e respira".

Passare da seduti a sdraiati dovrebbe essere un gioco da ragazzi, giusto? Qualcosa che tutti noi facciamo ogni giorno quando andiamo a letto. Basta coordinare un movimento di rotazione a novanta gradi con il sollevamento delle gambe e reclinare simultaneamente il corpo. Il punto preciso dove sedermi sul Reformer doveva essere situato in modo tale che la mia testa finisse sul poggiatesta e tra i poggiaspalle. Ma ciò che sembrava facile non lo era affatto. Ogni tentativo era seguito dalla raccomandazione: "Ok, bene, ora prova di nuovo, in modo fluido". Tutto questo solo per mettersi sdraiati.

Continuai fino a quando non sentii più la frase: "Prova di nuovo", e passammo al piccolo movimento successivo. Pensai che fosse una sciocchezza, una perdita di tempo. Non stavo facendo alcun esercizio, tanto meno qualcosa che potesse risolvere il mio torcicollo. Il fatto di coinvolgere consapevolmente la mia pancia per alzare le gambe era una novità assoluta. Non l'avevo mai fatto prima; avevo sempre solo alzato le gambe.

Nonostante il mio scetticismo, seguii alla lettera le istruzioni di Joe. I movimenti erano tutti molto semplici. Ed ero sollevato perché le sue indicazioni erano concise e chiare. Eseguirli in modo fluido, tuttavia, non era facile. Joe aveva tutta la mia attenzione, come un cane con il padrone. Ero sintonizzato sulla sua voce, aspettavo la sua prossima direttiva. Ma una volta superata la fase del "mettersi in posizione corretta" – in non più di cinque minuti – e iniziati gli esercizi veri e propri sull'aggeggio, tutto cambiò. I movimenti smisero di risultarmi familiari. Gli esercizi richiedevano di spingere opponendosi a un numero definito di molle (che dovevo agganciare da solo), o di tirare delle cinghie (che dovevo afferrare con le mani o infilarci i piedi) nelle posizioni più strane, anche se mai

scomode. Era come guidare per la prima volta un'auto a noleggio in Gran
Bretagna e trovarsi di fronte a una rotonda dove il traffico circola in senso
orario. Nella mia testa non scattava niente. Il mio cervello era inceppato,
e tutti i miei canali neurali erano semplicemente impegnati a eseguire
gli ordini. Le istruzioni di Joe erano scarne ma sufficienti. Diceva: "Fai
questo" o "Fai quello", e io lo facevo immediatamente senza pensarci
troppo, o chiedermi perché.

Pur con tutte le ripetizioni, in modo tale che i movimenti fossero
eseguiti correttamente, procedevamo con la serie di esercizi a ritmo
serrato, senza pause. Joe era come un metronomo che scandiva gli esercizi:
ipnotico. Presi presto il ritmo giusto. Per fare quello che mi era richiesto di
fare, dovevo tendere alcuni muscoli, rilassarne altri, respirare al momento
giusto, e mantenere la mia mente concentrata sul movimento in corso,
sopprimendo tutti i pensieri non direttamente correlati a esso. Tutto ciò
era molto diverso dal resto della mia giornata, dove il mio cervello era
stipato di cose che richiedevano la mia attenzione. Qualunque cosa mi
fossi aspettato come "esercizio", qui era tutto diverso. Non mi accorgevo
neanche del mio collo. Ero in uno stato di coscienza sospesa.

Joe mi condusse attraverso una sequenza di diversi esercizi cuciti
insieme in una serie continua. Cambiare posizione sull'attrezzo per
prepararsi all'esercizio successivo faceva parte della sequenza. Come
pure l'allestimento delle molle, delle cinghie e del carrello per l'esercizio
successivo, che ognuno doveva fare per conto suo. C'erano molte cose da
tenere a mente e non c'era tempo per pensare ad altro.

Ogni esercizio aveva un nome. Alcuni erano descrittivi, molti
altri stravaganti. Gli esercizi di quel primo giorno, che continuo a fare
ancora oggi, avevano nomi come "Hundred", "Rocker with Open Legs",
"Rolling Like a Ball", "Horse", "Frog", "Crab", "Spine Stretch", "Saw", e
"Corkscrew". Joe scandiva ogni nome mentre mi diceva cosa fare. Quando
sentivo il nome dell'esercizio, mi ricordavo subito cosa dovevo fare e in
che modo. Non mi ha mai dimostrato una sola volta come fare un esercizio.
Era l'opposto della massima "Show, don't tell", non parlare, fallo e basta.
C'erano circa cinquanta esercizi, organizzati in serie di quattro o cinque
movimenti che richiedevano pochi o nessun cambiamento di posizione,

o regolazioni dell'attrezzo all'interno della serie. Le serie, come i singoli esercizi, avevano un nome descrittivo. Per esempio, la serie iniziale era "Leg Work". Un'altra serie era "Long Box", un'altra ancora, "Short Box". I nomi delle serie e degli esercizi costituivano un perfetto meccanismo associativo, e ancora oggi tutti gli insegnanti di Pilates utilizzano quegli stessi nomi.

Come se questi strani movimenti non fossero abbastanza per il primo giorno, mentre muovevo il corpo seguendo i suoi comandi, Joe mi suggeriva quando respirare. E lo faceva nel suo inimitabile accento tedesco: "In-spi-ra-re; es-pi-ra-re".

Normalmente, quando si fa un esercizio faticoso, anche aerobico, la decisione su quando inspirare ed espirare viene presa inconsciamente dal nostro sistema di regolazione dell'ossigeno, che è molto sensibile e complesso. Questo sistema, che misura l'ossigeno nel sangue e cerca di aumentarlo o diminuirlo a seconda dell'input di altri organi (e noi che pensavamo che lo smartphone fosse geniale!), lavora in modo subconscio, facendoci respirare più velocemente e più profondamente quando il nostro corpo ha bisogno di ossigeno. Lo senti lavorare, come quando si sente il cambio automatico dell'auto passare da una marcia all'altra. Ma a differenza del guidatore di un'auto, il corpo non può sapere cosa verrà dopo. Ma il cervello lo sa, e anche Joe lo sapeva. Così Joe voleva che prendessi il controllo di questa funzione vitale e solitamente ignorata che è la respirazione, non solo perché mi curassi del bisogno di ossigeno del mio corpo, ma per prepararlo a ciò che sarebbe seguito. Proprio come un pilota di auto da corsa che aumenta la marcia in vista di un rettilineo e la scala per affrontare una curva.

Joe sapeva che la respirazione poteva essere regolata meglio se la mente ne aveva un controllo cosciente, principalmente in base a ciò che il corpo stava facendo. Mi chiese di visualizzare i miei polmoni come se fossero un mantice. Il movimento richiesto dall'esercizio espandeva la gabbia toracica? L'addome faceva spazio al diaframma? Difficile inspirare quando si comprimono i polmoni. L'annullamento della mia respirazione riflessiva impostomi da Joe funzionava. Il suo ritmo era migliore del controllo automatico del mio corpo. Non ero né senza fiato, né mi sforzavo di trattenere il respiro. La respirazione era sintonizzata sul movimento. Il respiro era diventato una cosa in più a cui pensare. Mentre il ritmo della respirazione era sotto il mio controllo, la sua profondità era automaticamente determinata dal mio bisogno di ossigeno. Ritmare la mia respirazione collegandola al movimento fu molto più semplice di quanto mi sarei aspettato. Joe mi faceva respirare in modo semiconsapevole utilizzando il movimento del mio corpo per guidare l'inspirazione e l'espirazione: ogni movimento di contrazione del petto imponeva un'espirazione, mentre il movimento di espansione del petto richiedeva un'inspirazione. Spostavo facilmente più aria dentro e fuori dai miei polmoni.

All'epoca, ero un giovane avvocato rampante abituato da tutta la vita a realizzare qualsiasi compito mi venisse richiesto al meglio delle mie capacità, che fosse a scuola, nello sport, al servizio militare, sul lavoro o in società. E avevo sviluppato quelle che pensavo fossero delle tecniche collaudate per fare bene in qualsiasi situazione. Prestavo molta attenzione. Memorizzavo. Prendevo appunti. Studiavo gli appunti. Li mettevo in pratica. Cercavo di capire. Le mie tecniche erano servite allo scopo. Prendevo buoni voti, giocavo nelle squadre sportive dell'università, ero sopravvissuto all'addestramento di base degli ingegneri di guerra e avevo un bel lavoro. Ed eccomi qui in una strana stanza, in compagnia di uno strano personaggio che mi insegnava una serie infinita di coreografie, parte di un programma di esercizi diverso da tutto quanto avevo sperimentato prima. Il tutto da eseguire correttamente e in modo ponderato, coordinato e fluido su "macchine" che richiedevano complicate e continue regolazioni.

C'era un altro elemento disorientante. Era vietato prendere appunti, memorizzare, persino ripetere i nomi degli esercizi. Quando Joe capiva che stavo cercando di "imparare" semplicemente osservando la mia fronte aggrottata, si irritava molto e mi diceva di non cercare di ricordare qualcosa. Diceva che il mio corpo lo avrebbe fatto automaticamente. Non ripeteva il nome dell'esercizio se glielo chiedevo. Tutte le mie cosiddette buone abitudini di studio erano improvvisamente bandite, vietate, almeno per quell'impresa.

Come avrei fatto a impressionare Joe e a mostrargli quanto fossi intelligente senza la mia ancora di salvataggio? Mi aveva messo all'angolo. Dovevo fidarmi di lui. Fui costretto a smettere di pensare a quello che stavo facendo, e a farlo e basta. Bastava quello. Mi resi conto che mi stava addestrando come un animale da circo, non mi insegnava come si farebbe con un allievo, e per giunta senza premi (neanche una semplice pacca sulla spalla), quando facevo bene qualcosa. Ma stavo imparando? Non era importante; non erano previsti test, e già solo questo era per me un sollievo. Non c'era bisogno di prevedere niente, non c'era bisogno di memorizzare qualcosa con la speranza che rimanesse in testa.

Improvvisamente, senza alcun preavviso, Joe disse: "Ok, finito, fai la doccia e cambiati".

A quel punto, stavo andavo avanti per inerzia, e non avevo idea di quando la sessione sarebbe terminata. Ero contento, come quando si ferma il trapano del dentista. Normalmente, quando qualcosa di sgradevole finisce, uno si rilassa, abbassa le spalle, fa un respiro profondo, scioglie le mani e muove le dita dei piedi per scrollarsi di dosso la tensione. Non c'era alcun bisogno di farlo dopo una sessione con Joe. Con mia grande sorpresa, ero già rilassato.

La sessione era durata circa quarantacinque minuti. Ero stato in continuo movimento per tutto il tempo. Non avevo mai avuto la sensazione di non essere fisicamente all'altezza di ciò che Joe mi chiedeva, anche se verso la fine avevo avuto qualche difficoltà a tenere il passo. Il tempo era passato velocemente perché non pensavo a quello che stavo facendo come a un esercizio fisico. Anzi, non stavo pensando affatto, lo facevo e basta.

Quando la sessione terminò, mi sentii improvvisamente esausto, ero fradicio di sudore, un po' stordito e provavo una certa nausea. Corsi verso lo spogliatoio e non appena ci arrivai, vomitai nella doccia (non c'era né water, né lavandino). Un luogo adatto (l'unico) per vomitare: molta acqua e uno scarico. Ripulii tutto usando il mio asciugamano impregnato di sudore. Feci una doccia cercando di riprendermi. Mi muovevo lentamente. Gli esercizi di Joe avevano prosciugato le mie riserve di energia.

Dopo la doccia, ero di nuovo bagnato fradicio, e il piccolo asciugamano era praticamente inutilizzabile. E continuavo a sudare. Inoltre, avevo fame e sete, l'alito rancido per il vomito e, vestito di tutto punto per andare al lavoro, sentii la necessità di spogliarmi di nuovo per fare un'altra doccia. Presi mentalmente nota di portare due asciugamani grandi e puliti per la volta successiva, se mai avessi rimesso piede lì. Mi rimisi gli abiti da ufficio, che una volta indossati erano bagnati come dopo una corsa nella metropolitana di New York durante un'ondata di caldo, prima dell'avvento dell'aria condizionata. In altre parole, ero zuppo. Passando davanti a Joe mentre uscivo, lui mi disse: "Spalle giù, indietro, su il mento, testa dritta. Ci vediamo dopodomani alle sette. Cinque dollari".

Joe parlava come se fossi un cliente abituale, impegnato da lungo tempo con il suo programma. Annuii cercando di non espirare per non fargli sentire l'odore di vomito del mio alito. Avevo uno spazzolino da denti in ufficio, ma fino ad allora, non ci sarebbe stato niente da fare. Mentre lasciavo la palestra, ancora stordito, mi sentivo come se il mio corpo fosse stato messo dentro una vecchia lavatrice a manovella, come nei cartoni animati di Bugs Bunny. Mi sentivo più alto. Anche il collo era rilassato. Pensai che il torcicollo potesse essere sparito per sempre, anche se non ricordavo alcun esercizio che avesse a che vedere con il mio collo. Per scendere presi l'ascensore, non fidandomi abbastanza delle mie gambe.

Dopo essere uscito e aver recuperato una compostezza accettabile, ripercorsi quell'esperienza inattesa. Ero sorpreso che Joe Pilates avesse dei clienti. Come avevano fatto mia madre e mio padre ad affrontare questa disciplina? Il mio enorme disorientamento, la nausea e il profondo affaticamento mi stavano mandando un messaggio interessante. Era successo qualcosa di sorprendente. Il significato che aveva avuto per la mia condizione fisica era evidente. Non ero così in forma come credevo. Invece, quell'esperienza – e le sensazioni che provavo – era qualcosa di oscuro. Al mio arrivo in palestra, soltanto un'ora prima, ero un presuntuoso sportivo dilettante convinto di essere in gran forma, fatta eccezione per il torcicollo cronico. Quando me ne andai, un'ora dopo, ero moscio come uno straccio, avevo l'alito cattivo e un asciugamano fetido nella borsa da ginnastica. Ma il mio corpo sembrava essere felice, nonostante fosse fuori fase. In modo appena percettibile, sentivo un rilascio della tensione intorno alle spalle e al collo.

Non ero solo fisicamente prosciugato, ma ero anche scosso dal punto di vista emotivo. Più o meno un'ora prima di incontrare Joe, ero determinato a rifiutarlo, convinto che fosse un ciarlatano. Non avevo bisogno di un allenatore, né avevo voglia di andare in palestra. Ora, dopo un allenamento piuttosto bizzarro, avevo accettato, senza pensarci due volte, di ritornare due giorni dopo, alle sette del mattino. Se anche altri avevano avuto un'iniziazione simile alla mia, allora doveva esserci qualcosa in lui che attirava e tratteneva i clienti.

Mi chiesi se Joe mi avesse messo alla prova. Ripensandoci oggi, sospetto che fosse così. A quel punto della sua vita, Joe non dedicava più tempo a nessuno che non si votasse pienamente alla sua disciplina. Per liberarsi degli indesiderati, faceva fin dall'inizio il duro con tutti. Forse sfidava oltre il limite quelli che considerava dilettanti. Io credo di essere stato assegnato alla categoria "apparente dilettante". Posso immaginare quello che vide Joe guardandomi per la prima volta. Dal mio atteggiamento, deve aver colto la mia arroganza e il mio senso di superiorità. Ero vestito da giovane avvocato di successo. L'abito mi stava perfettamente, la camicia aveva un taglio sartoriale, ai polsini alla francese portavo dei gemelli d'oro, le scarpe inglesi erano lucidissime, e la cravatta accuratamente scelta e annodata completava l'insieme. Joe comprese immediatamente che venivo da un mondo diverso dal suo.

Molti mesi dopo, durante una delle nostre passeggiate a braccetto sulla Eighth Avenue, mi confessò che era un bene che avessi vomitato quella prima volta. Ero sorpreso e imbarazzato dal fatto che sapesse cos'era successo. Joe sosteneva che non era stato lo sforzo fisico a provocarlo. "Non ti preoccupare, va bene così", mi disse. "C'è altro, al di là del vomito, da far uscire dal tuo corpo».

Cosa sapeva Joe Pilates che io non sapevo? Chi era?

***

Dopo la mia prima sessione con Joe Pilates ero stordito; mi sentivo come se fossi sopravvissuto a qualcosa di simile a un incidente d'auto. Ma ero di nuovo salvo, ancora una volta sulle familiari vie di New York.

Ero diretto al lavoro, un posto dove mi sentivo sicuro, dove avevo tutto sotto controllo, dove sapevo cosa dovevo fare e dove ero certo di essere in grado di farlo. Non avevo voglia di ripensare all'esperienza con Joe, così cercai di scacciarla dalla mia mente.

Solo che non ci riuscivo. Ero stato attratto dal signor Pilates, dalla sua strana palestra e dai suoi esercizi per ragioni che allora non capivo. Mi attiravano le torture? Forse mi ero semplicemente sbagliato? Non mi sembrava che fosse così. Avrei voluto tornare indietro. C'era qualcosa in quella palestra e in quel vecchio, di cui sentivo il bisogno. E il fatto che dovessi sudare per ottenerlo era il piccolo prezzo da pagare. Non erano solo gli esercizi, o lo stretching, o la scarica di endorfine. Era qualcosa che aveva a che vedere con Joe e che lui aveva incastonato nella sua disciplina. Era un'attrazione irrazionale, niente da aggiungere. Nella mia vita, quello di seguire l'istinto non era il modo con cui avevo deciso di fare la maggior parte delle cose. Ero il tipo di persona che soppesava sempre i pro e i contro, e di solito era l'argomento a favore più forte, quello che aveva ottenuto due voti, quello che ci si aspettava che io mettessi in pratica. Questa volta era diverso; non riuscivo a trovare nessun argomento a favore. Sentivo che sarei tornato nella palestra di Joe per un'altra sessione. Naturalmente non avevo idea che il futuro del Pilates sarebbe dipeso da questa mia decisione.

Nonostante sapessi, nel profondo, che sarei tornato, passai i due giorni successivi a ripensare a quando feci subito cenno di assenso con la testa quando Joe mi aveva invitato a tornare. Joe aveva preso il controllo di me in quarantacinque minuti? Ero già diventato il suo burattino? O ero solo così stanco e disorientato da aver perso la ragione?

Avrei sempre potuto disdire. In fondo non mi aspettava la sedia elettrica. Non conoscevo nemmeno il numero di telefono di Joe e avrei dovuto chiederlo a mia madre e spiegarle l'accaduto, che era già di per sé un ostacolo. Ma era il caso di sottoporsi a un'altra esperienza angosciante? Non bastava la vita a New York, il matrimonio e la professione di avvocato? Sapevo che mi mancava qualcosa: era per questo motivo che avevo istintivamente accennato un sì? C'era una strana attrazione. Provavo una misteriosa sensazione: stavo affondando in acque profonde, nelle sabbie mobili, e avevo bisogno di aria, e dovevo solo riuscire a tenermi a galla abbastanza a lungo da afferrare l'ancora di salvezza che mi veniva lanciata.

Dovevo fermare il tira e molla che avevo in testa e a continuare a vivere. Mi venne in mente il consiglio di un avvocato esperto, che mi raccomandava di tenere sempre aperte tutte le opzioni anche quando si è certi di non averne bisogno. Se non fossi ritornato, la mia esperienza con il Pilates sarebbe finita lì. Se fossi ritornato, l'opzione se continuare o smettere sarebbe rimasta aperta. E forse avrei potuto scoprire qualcosa su di me... ad esempio, il motivo per cui ero stato attratto da questa follia come una falena dalla luce.

Due mattine dopo mi alzai presto dal letto e mi lanciai fuori dalla porta. Come tutti i newyorkesi mattinieri appesi alla maniglia di un autobus caldo e affollato, ero in uno stato mentale di completo distacco, né particolarmente contento, né contrariato. Ma a differenza della maggior parte dei miei compagni di viaggio, io non stavo andando a lavorare. Mi stavo recando in palestra e mi sentivo come un mulo da soma, con la mia valigetta traboccante di documenti a tracolla, e dall'altra parte la borsa da palestra con dentro i pantaloncini puliti, le mie nuove scarpette da ballo e due grandi asciugamani. Lo stare appeso alla maniglia mi costrinse a prendere atto di un indolenzimento residuo alla spalla e al petto, senza dubbio un'eredità della sessione 1. L'indolenzimento era piacevole, come se avessi usato finalmente un paio di muscoli.

In autobus cercai di ricordare quello che potevo della sessione 1, in preparazione della sessione 2. Volevo fare bella figura, e la preparazione era importante per questo obiettivo. Ma non riuscivo a ricordare i dettagli di nessuno degli esercizi. Ogni tanto mi venivano in mente parole come "Hundred", "Teaser", o "Rolling Like a Ball". Mi ricordai l'insistenza di Joe sull'unico modo possibile per fare non soltanto gli esercizi, ma anche per cose come sedersi e cambiare posizione. Ero di nuovo pronto a prestare la massima attenzione alle sue istruzioni. E chi avrebbe potuto dimenticare quel finale turbolento? Ripensai all'immagine di Joe che mi sovrastava, ordinandomi cosa fare. Non riuscivo a ricordare le sue parole; tutto era sfocato.

Quando arrivai al 939, entrai direttamente nel vestibolo senza suonare il campanello. L'ingresso dell'edificio era sempre sudicio come due giorni prima, ma i miei occhi trascurarono ciò che il primo giorno mi aveva così colpito. Questa volta presi l'ascensore fatiscente. Stavo salendo di un solo piano, una breve caduta se il cavo avesse ceduto. Con mia grande sorpresa l'ascensore salì dolcemente e si fermò all'altezza del secondo piano.

Nella palestra, le luci erano accese. Una profonda quiete aleggiava sul posto. Joe, da solo, era piegato su una macchina e la stava sistemando, in pantaloncini neri e pantofole di tela, questa volta con un dolcevita bianco. Il senso di vuoto era inquietante, come quando si arriva a teatro due ore prima dell'inizio dello spettacolo e si becca qualcuno sul palco intento a spazzare. Joe sembrava uno gnomo con il suo corpo tarchiato, le braccia lunghe e le gambe leggermente arcuate ma molto muscolose. Rispetto al nostro primo incontro, aveva un'aria meno aggressiva, anche se non particolarmente amichevole. Dopotutto, era lì per torturarmi.

Quando lo salutai con un: "Buongiorno, signor Pilates", a malapena alzò lo sguardo. Era come se avessi interrotto il silenzio che permeava la stanza. Quella breve occhiata, come avrei imparato, era la risposta abituale di Joe ai saluti, ammesso che si potesse considerare una risposta. Quel saluto poco caloroso non è mai cambiato negli anni in cui l'ho frequentato. L'affetto di Joe si traduceva in: "Sei qui per lavorare, quindi datti da fare".

Se era sorpreso o felice di vedermi, Joe non lo dava a vedere. Quel saluto così impersonale era uno schiaffo al mio ego. Avevo lavorato con così tanto impegno nella mia prima sessione che pretendevo, e mi aspettavo, una pacca sulla spalla. Pensavo che apprezzasse il fatto che gli facevo l'onore di ritornare. Ma Joe non aveva intenzione di dire nulla per blandire il mio ego sensibile. Il fatto che fosse lì e che fosse disponibile a insegnarmi il programma che aveva ideato – la sua ricetta per farmi prendere cura di me stesso – dimostravano già il suo apprezzamento per il mio ritorno.

Avevo davanti a me un uomo di ottant'anni che di lì a poco si sarebbe concentrato su di me dedicandomi molta della sua energia e del suo tempo per insegnarmi un metodo che era convinto potesse migliorare il resto della mia vita. Mi aveva invitato a ritornare dopo la sessione introduttiva.

Cosa volevo di più? Anche se a Joe non piacevano i voti, era come se avessi superato un test sconosciuto, o forse era la mia inclinazione a pensare che tutto fosse un test? Forse non si trattava di un test. Forse Joe voleva solo un altro cliente? Non lo conoscevo ancora bene. Mi ci è voluto un bel po' per imparare che il suo vero apprezzamento non consisteva solo in qualche banale parola facilmente pronunciata. Ci è voluto ancora più tempo per accettare che gli bastava che io facessi del mio meglio.

Poco dopo essere arrivato in palestra, una donna con gli occhiali, anziana e molto magra, entrò silenziosa come un fantasma. Diversamente da Joe, era tutta bianca dalla testa ai piedi: abito bianco da infermiera abbottonato sul davanti lungo fino alle caviglie, calze bianche, scarpe comode di pelle bianca, capelli bianchi, pelle bianca. Molto asettica, come lo stereotipo cinematografico dell'infermiera trilingue di un sanatorio alpino per la cura della tubercolosi.

Joe presentò la signora in bianco come Clara, sua moglie e assistente. Disse a Clara che ero il figlio di Ruth e Arthur, senza menzionare il mio nome, ma ricordando il loro. Clara disse con tono tranquillo: "Salve", allungando la sua mano ossuta e accennando un sorriso. Riuscivo a malapena a vederle gli occhi dietro gli occhiali spessi. Ricordo che aveva un viso simpatico. Joe ci fece capire che i convenevoli erano finiti; era ora di tornare al lavoro.

Scostai la tenda di plastica ed entrai nello spogliatoio maschile. Via gli abiti da lavoro, su i pantaloncini e le scarpe di tela, e di nuovo fuori, asciugamano in mano, pronto ad affrontare il maestro. Ero agitato come al liceo, quando mi preparavo a lottare contro il figlio muscoloso e longilineo di un operaio dell'acciaio di Gary, nell'Indiana, con le orecchie a cavolfiore e uno stemma da campione della nazionale sulla casacca per gli allenamenti sportivi. Il mio allenatore di wrestling diceva che l'agitazione che precedeva un incontro era una buona cosa: adrenalina e tutto quanto il resto. Forse anche questa agitazione da Pilates era "una buona cosa", nonostante mi mettesse a disagio.

Uscii dallo spogliatoio con un'espressione sicura. Non potevo permettere che Joe mi vedesse in quello stato. Dietro l'espressione falsamente disinvolta, cercavo disperatamente di ricordarmi cosa dovevo fare, da che parte incominciare. Joe indicò uno Universal Reformer e io lasciai cadere il mio posteriore sull'attrezzo nel punto in cui mi ricordavo di aver incominciato l'ultima volta. Girai le gambe e misi i piedi sulla barra, in posizione prona. La mia testa era finita nel punto giusto della macchina. Che fortuna!

Il corretto posizionamento fu un buon inizio. Il mio corpo aveva ricordato qualcosa. Ero impressionato; Joe, al contrario, era completamente indifferente. Altre istruzioni della sessione 1 affiorarono qua e là mentre la sessione 2 procedeva. Joe era sempre lo stesso; io ero molto più rilassato. Dopotutto, ora ero lì di mia spontanea volontà. Anche se non dispensava complimenti, non mi criticava, né mi correggeva. Le sue istruzioni erano sempre in tono positivo: "Fai questo", anziché "Non fare quello!". Molto diverso dalla maggior parte degli allenatori sportivi, generalmente concentrati sugli errori. Che sollievo!

Mentre facevo un esercizio, non riuscivo a ricordarmi ciò che veniva dopo, così rinunciai a provarci e mi concentrai esclusivamente su quello che stavo facendo. Alcune parti degli esercizi mi erano familiari: quel tanto che bastava per capire che avrei potuto impararli senza memorizzarli attivamente. Finii per ignorare l'allievo che era in me. Era molto più facile non pensare. Joe era lì per dirmi come regolare le molle, quali cinghie usare e quali movimenti richiedeva l'esercizio. Non faceva niente per aiutarmi, anche quando avevo difficoltà a seguire le sue istruzioni. Non regolava gli attrezzi, né mi aiutava a mettermi in posizione. Mi guardava con calma mentre cercavo di fare, con molta difficoltà, esercizi a me ben poco familiari, ma mi faceva muovere al ritmo da lui scelto, come un direttore d'orchestra. Non c'erano partenze, né fermate, né pause: un movimento continuo a un ritmo costante, come una corsetta, a metà tra una camminata e una corsa.

Mi feci prendere dal suo ritmo. E il modo in cui controllava la mia respirazione mi sembrava giusto. Non mi ha mai spiegato perché dovessi inspirare o espirare in un preciso momento, ma il mio corpo sembrava essere d'accordo con lui. Ogni tanto prendevo un certo ritmo respiratorio, inspirando ed espirando in sincronia con l'esercizio. Quando succedeva, Joe non mi diceva più quando respirare. Non mi sono mai sentito in affanno o con il fiato corto. Grazie al ritmo e alla respirazione, riuscivo a rilassarmi e a lavorare duramente senza sforzo, il che era un bene, considerato quanto sudavo.

Al termine della sessione Joe disse: "Finito". Feci una doccia e mi rivestii. Questa volta almeno non avevo vomitato. Come il primo giorno, molto di quello che avevo fatto durante la sessione non mi rimase in mente. Lasciai lo spogliatoio con passo baldanzoso, il petto in fuori, le spalle giù e spinte all'indietro, la testa alta, e un senso di autocompiacimento collegato, anche se in modo indistinto, alla consapevolezza che stavo facendo tutto questo soltanto per me stesso. Udii un impercettibile mormorio nella mia testa: "John, non sei contento di essere tornato?" Non ne ero completamente sicuro, nonostante fossi in una condizione diversa rispetto alla prima sessione.

E c'era qualcosa di irresistibile in Joe che non riuscivo a identificare. Mi guardò attentamente mentre me ne andavo.

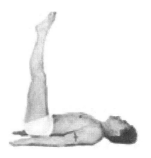

CAPITOLO 2

Imparando il mestiere

Presto incominciai a frequentare la palestra di Joe due volte alla settimana, senza mai perdere una lezione. E godevo di grande attenzione da parte di Joe. Ci andavo la mattina presto, e non veniva quasi mai nessuno che potesse distogliere la sua attenzione da me. Le poche persone che venivano così presto per lo più conoscevano già gli esercizi. Di tanto in tanto Joe diceva loro qualcosa, suggeriva una correzione, modificava o incrementava leggermente il loro programma. Solo molto più tardi, quando ormai avevo imparato gli esercizi, incominciai a frequentare la palestra nel pomeriggio e spesso la trovavo piena.

All'inizio, tendevo a pensare che la tariffa di cinque dollari mi desse diritto di avere Joe sempre al mio fianco a dirmi cosa dovevo fare. Nessuno mi aveva detto che le istruzioni di Joe erano simili alla "Guida rapida" che viene fornita insieme allo smartphone: niente di più di quello che serve per incominciare. Né lui, né nessun altro mi aveva spiegato nulla, forse perché si trattava di qualcosa da fare e non di qualcosa su cui riflettere o da cercare di capire. Non ricordo come o quando mi resi conto che non avevo diritto all'attenzione esclusiva di Joe. Forse quando si presentava qualcuno che aveva bisogno di molta supervisione, e Joe era costretto ad andare avanti e indietro. O forse il contrario: qualcuno arrivava e svolgeva l'intera sequenza di esercizi senza alcun bisogno di Joe. Alla fine compresi che bisognava essere in grado di fare gli esercizi da soli. Potrebbe sembrare difficile, ma in realtà non lo è. Gli esercizi vengono da soli.

Posizionarmi sul Reformer esattamente dove Joe mi aveva spiegato all'inizio della seconda sessione era estremamente importante. La precisa coreografia del programma di Joe dipendeva da un inizio corretto. Il movimento iniziale preparava il corpo al movimento successivo, e così via, come il pianista di un piano-bar che può suonare, su richiesta, migliaia di canzoni senza guardare uno spartito. Basta suggerire al pianista il nome della canzone, canticchiare una o due note, e le sue mani volano sulla tastiera. Nel sistema nervoso si innesca una reazione a catena che ricostruisce la canzone nota per nota, bypassando il ricordo cosciente. Lo stesso valeva per la coreografia di Joe.

Evitando di darmi istruzioni e aspettando pazientemente che mi bloccassi prima di darmi un suggerimento o un'indicazione, Joe mi costringeva a ricorrere inconsapevolmente a questa notevole abilità del corpo di ricostruire una concatenazione di movimenti. All'inizio, la mia capacità di replicare una serie di esercizi era limitata a una sequenza di tre o quattro movimenti, ma sessione dopo sessione, miglioravo progressivamente senza neanche rendermene conto. Non era così che avevo imparato l'ingegneria, o il diritto, o qualsiasi altra materia dalle scuole medie in avanti. Ma era molto divertente lasciare che il mio corpo mi sorprendesse per la sua capacità di imparare.

Nonostante Joe mi stesse prestando sempre meno attenzione, percepivo comunque la sua presenza. Continuava a trattarmi, così pensavo, come il suo allievo preferito. Dedicava una quota maggiore del suo tempo a me rispetto a chiunque altro. Forse perché ero il primo nuovo allievo da un po' di tempo a quella parte. O forse c'era qualcos'altro in me che catturava il suo interesse. E, anche se non era presente al mio ingresso in palestra, si faceva sempre vedere quando lasciavo lo spogliatoio. A parte la mia concentrazione e la mia assiduità, non so cosa lo interessasse di preciso. Non ero un ballerino come molti dei suoi clienti; il mio corpo non era a pezzi; non ero lì per questioni estetiche, per un allenamento quotidiano all'insegna del benessere, o per imparare il suo metodo con l'obiettivo di insegnarlo. Eppure, la prendevo molto sul serio. Joe, con le sue antenne perfettamente sintonizzate sulle motivazioni delle persone, doveva percepire qualcosa in me che lo portava a studiarmi attentamente mentre mi sforzavo di eseguire il suo programma di esercizi. E quel che è certo è che io apprezzavo molto la sua attenzione.

È difficile dire quando qualcosa passa dall'essere un'attività frequente a un'abitudine, qualcosa su cui si finisce per programmare gran parte della propria vita. Avevo iniziato con due sessioni a settimana. Non erano previsti appuntamenti nella palestra di Joe. Non c'era nemmeno modo di prendere un appuntamento; in palestra non c'era un'agenda e nemmeno un telefono. Clara di solito rispondeva al telefono dal loro appartamento lì accanto, ammesso che fosse in casa, e questo era tutt'altro che certo. Tuttavia, sapevo che se mi fossi presentato alle sette del lunedì e del giovedì mattina, Joe ci sarebbe stato. Potevo anche permettermi di arrivare un po' in ritardo, visto che ufficialmente non avevo un appuntamento. E poteva essere in ritardo anche lui, una volta che fui in grado di incominciare e di svolgere sempre più esercizi da solo. Questo regolare appuntamento non era nient'altro che un'aspettativa reciproca, ma sul mio calendario ogni settimana c'erano segnate due sessioni private con Joe, a cinque dollari ciascuna. Era impagabile.

E quando Joe non c'era o era occupato con altri, Clara era spesso presente. Non prendeva il controllo della situazione come faceva Joe. Rimaneva in disparte e guardava e ascoltava. Era un'esperienza diversa, ma non meno benefica. Se Joe era poco loquace, Clara parlava ancora meno. Mentre Joe incombeva sopra di me osservando ogni minimo dettaglio, Clara si teneva a debita distanza. Ma Clara aveva una straordinaria capacità di notare che non eri nella posizione corretta, o non abbastanza centrato, o che stavi facendo qualcosa in modo sbagliato, o che ti stavi bloccando senza sapere cosa fare dopo. Sentiva che eri in difficoltà dal rumore prodotto dalla macchina che non scorreva come doveva, o dal fatto che inspiravi o espiravi al momento sbagliato, e allora era in un lampo al tuo fianco, educatamente, dolcemente, a dirti esattamente quello che ti serviva sapere.

Clara e Joe erano una squadra e lavoravano insieme da quarant'anni. Joe era il quarterback; Clara placcava per lui. La palestra, tutto quello che c'era dentro e tutto quello che vi si faceva, erano una creazione di Joe. Aveva progettato, costruito, testato e curato tutti gli attrezzi per gli esercizi. Né io, né nessuno di mia conoscenza vedemmo mai Clara fare gli esercizi. Eppure li conosceva perfettamente. Forse Joe l'aveva addestrata in precedenza. È difficile pensare che non l'avesse fatto. E forse Clara si intrufolava nello studio di notte e si allenava. Entrava discretamente in gioco quando c'era molta gente. Prendeva il posto di Joe quando lui era fuori. Lo faceva in modo che non si sentisse la sua mancanza. Era spesso un sollievo lavorare con Clara, soprattutto quando ero stanco. Tutti amavano Clara. Nessuno si è mai sentito penalizzato quando supervisionava lei.

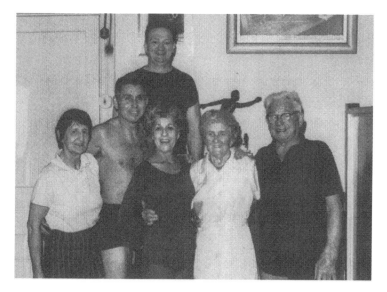

Da sinistra: Hannah Sakamirda, Arthur Steel, Bob Seed,
Ruth Steel, Clara e Joe Pilates.

La mia capacità di svolgere gli esercizi migliorava lentamente ma continuamente, di sessione in sessione. Stavo diventando più forte, mi muovevo più agilmente e la mia postura stava migliorando. Mi godevo la sensazione di benessere. Dovevo solo presentarmi in palestra, sdraiarmi sul Reformer e liberare la mia mente in modo da poter dirigere tutta la mia attenzione su come muovere la parte giusta del mio corpo nel modo giusto e al momento giusto, utilizzando i muscoli giusti. Imparai a passare rapidamente da un esercizio all'altro. Man mano che progredivo, Joe aggiungeva delle variazioni agli esercizi. Il primo requisito, per tutti, era quello di padroneggiare la sequenza di base.

I progressi fatti non erano misurabili. Non esisteva una classificazione di principiante, intermedio o avanzato. Non potevo misurare i miei progressi rispetto agli altri, semplicemente perché non esisteva un metro di paragone. L'attenzione era tutta sull'azione e non sulla competizione, nemmeno nei confronti di se stessi. Non c'erano obiettivi oggettivi come ad esempio svolgere più esercizi, o muoversi più velocemente, o utilizzare maggiore resistenza. Il progresso si sentiva, non si misurava. Non ero lì per perdere peso, costruire addominali da urlo, rimodellare una parte del mio corpo. Nel mio caso, il fatto di non avere la possibilità di misurarmi con gli altri e di non avere un obiettivo mi aveva svincolato da un modo di essere che perdurava da tutta la vita, un'afflizione, in realtà. Il solo fatto di eseguire gli esercizi senza sforzo, senza dovermi spingere oltre i miei limiti, mi bastava.

L'approccio di Joe agli esercizi e ai suoi clienti contagiava l'atteggiamento di tutti. La gente sentiva il privilegio di frequentare la sua palestra, in sua presenza. Joe non metteva solo a disposizione una palestra in cui potersi esercitare. Non mostrava nemmeno come usare le attrezzature, e tanto meno insegnava una serie di esercizi. Cercava di aiutarci a imparare ad acquisire l'esercizio, la sua particolare sequenza di esercizi, come se fosse un'abitudine per migliorare la nostra vita. La sua non era un'attività lucrativa; era una vocazione, l'arte di aiutare gli altri. La serietà, l'entusiasmo, l'energia e l'insistenza di Joe nel dover rispettare le severe norme di comportamento in palestra pervadevano tutto. Si era lì per imparare, non per allenarsi.

Una mattina presto, ero sul Reformer quando bussarono alla porta. Joe aprì e una donna attraente e ben vestita si presentò come l'amica di tal dei tali. Joe disse: "Piacere di conoscerla, come mai è qui?". La signora ben vestita disse che era lì per sbarazzarsi del grasso superfluo in zona addominale. Joe rispose: "Qui non facciamo queste cose, tanti saluti". Si girò, chiuse la porta e la lasciò lì dov'era. La signora continuò a parlare da dietro la porta, totalmente incredula, insistendo per essere ammessa, cercando di dire a Joe che "aveva preso un appuntamento con la signora Pilates e che si era dovuta alzare presto per essere in orario". Joe la ignorò e tornò a occuparsi di me.

Giorni dopo, ero come al solito sul Reformer, quando la signora ben vestita si ripresentò. Bussò alla porta, come la volta precedente, e Joe aprì. Potevo sentire tutto quello che si dicevano. Joe, comportandosi come se non l'avesse mai vista prima, o forse non ricordandosi di averla già incontrata, non saprei dire, ripeté la domanda: "Come mai è qui?". Lei rispose: "Voglio imparare il suo metodo di esercizi". Joe disse: "Benvenuta, entri pure".

Joe era alla ricerca di dedizione. Cercava nelle persone l'intenzione di lavorare, sapendo che non poteva costringerle a farlo. Una situazione del tipo: si può portare il cavallo alla fontana, ma non lo si può convincere a bere. Se intuiva che la persona faceva sul serio, che si sarebbe impegnata nell'impresa, sarebbe stato completamente dalla sua parte. Quello che voleva era una dedizione continua, unita a una certa dose di concentrazione ed entusiasmo. E la sua risposta era direttamente proporzionale all'impegno profuso.

Non importa quanto si fosse atletici o ben coordinati, se si trattasse di un ballerino, un ginnasta, un pugile, un giocatore di calcio, un lottatore, un golfista, persino una persona sedentaria, chiunque era fuori dal proprio habitat quando ci si esercitava sui suoi strani aggeggi. Era quello che voleva. Era la sua versione di un campo di addestramento dei Marines. La disciplina di Joe era la grande livellatrice e metteva tutti coloro che entravano da quella porta allo stesso punto di partenza: confusi, sbilanciati, perplessi e un po' alla disperata ricerca di capire cosa fare. Come Joe diceva a tutti: "Non esiste un atleta in grado di fare correttamente i miei dieci esercizi principali la prima volta". Beh, ovviamente non ce n'erano, se non altro perché si trattava di movimenti astrusi eseguiti su attrezzature bizzarre.

Nonostante la stranezza, o forse a causa di essa, c'era qualcosa di gratificante, persino piacevole, che attirava immediatamente un pubblico che si selezionava da sé e trasversale. Il processo di selezione incominciava dalla difficoltà di raggiungere la palestra di Joe. Poi il candidato doveva superare un mini provino. Non tutti quelli che arrivavano al Reformer dopo avere incontrato Joe, tornavano.

Joe rendeva le cose difficili, e penso che lo facesse perché pensava che fossero troppo facili. Joe credeva che il solo fatto di presentare alle persone la sua disciplina le avrebbe convinte della necessità di praticare Contrology. Pensava addirittura che fosse sufficiente leggere il suo libro. Non accettava il fatto che tutti non praticassero Contrology. Joe non ha mai capito però che la sua introduzione, gli esercizi particolari e le attrezzature bizzarre limitavano a un gruppo ristretto l'accesso al suo programma. Attribuiva la bassa richiesta alla miopia delle persone, all'incapacità di capire come Contrology fosse una scelta essenziale e non opzionale. Non si rendeva conto, o forse non gliene importava, che gli affari non prosperavano perché il suo metodo di ammissione, simile al gettare in acqua da una barca una persona che non sappia nuotare, scoraggiava i potenziali clienti. Vedeva solo che alcune persone superavano il processo e si appassionavano, proprio come era capitato a me. Quelli che resistevano e tornavano regolarmente dovevano essere attratti magneticamente da un programma di esercizi non facile, né conveniente, e spesso nemmeno comodo. E per di più dovevano superare l'ostacolo di un'accoglienza per nulla calorosa.

Dopo le prime sessioni, l'ansia che mi provocava l'idea di andare in palestra da Joe cominciò a svanire. Divenne un piacere. Per un'ora, due o tre volte alla settimana, uscivo dalla routine della competizione, delle discussioni, della negoziazione, delle scadenze, della preoccupazione per gli altri. Andare in palestra mi richiedeva di impegnarmi al massimo durante gli esercizi e di concentrarmi su quello che stavo facendo. Ma questi erano obiettivi per i quali mi ero proposto volontariamente. Non lavoravo per un cliente o per un socio senior. Era un momento tutto per me, e mi liberava la mente.

C'erano altri aspetti della palestra di Joe che mi aiutavano a rilassarmi. Un piacevole sollievo arrivava insieme all'improvvisa consapevolezza che l'unica cosa che potevo o dovevo controllare era me stesso. Joe controllava tutto il resto: ogni movimento che facevi, l'illuminazione, se le finestre erano aperte. Stabiliva le regole di comportamento di tutti e le faceva rispettare. Quindi controllare me stesso era semplice. Sapevo cosa dovevo fare.

Nel corso degli anni ho avuto modo di conoscere molti dei clienti di Joe, in particolare i non ballerini. In quella palestra sudavo insieme a molte persone di tipo A. Non ero l'unico a essere attratto da un'attività che distoglieva l'attenzione dalla vita quotidiana. In generale, i seguaci del Pilates erano newyorkesi attivi, addirittura iperattivi. Erano in movimento giorno e notte. Andare in palestra, lavorare su se stessi in quell'atmosfera non competitiva, rappresentava per loro una parentesi lontana dall'affannosa ricerca del successo o della sopravvivenza.

Oltre al piacere dell'autoindulgenza, eravamo anche attratti dal semplice fatto di sentirci molto bene, non soltanto subito dopo una sessione, ma per ore, se non per giorni. Non era solo una sensazione fisica di benessere dovuta all'attività fisica. Le emozioni e la mente sembravano purificarsi. Ciò creava una sana dipendenza.

Anche l'idea di pulizia faceva parte della filosofia di Contrology. La pulizia personale, per Joe, era un aspetto vitale. E la doccia era la mecca di questa virtù. Ci si doveva fare una doccia prima di andarsene. Sembrerebbe ovvio; una semplice questione di igiene. E, in estate, con il caldo e l'umidità di New York e senza aria condizionata, la doccia era fondamentale. Ma, come in molti altri casi, per Joe la doccia non era solo un modo per pulirsi o rinfrescarsi. Era qualcosa di fondamentalmente importante. Era uno stimolo per la pelle. Doveva essere fatta in un certo modo, il suo.

Immaginate gli spogliatoi. Quelli degli uomini e delle donne erano identici. Misuravano circa 1 metro di larghezza per 2,5 di profondità, più o meno le dimensioni medie di un bagno. La doccia era in fondo, in ogni caso non molto distante. E la doccia degli uomini confinava con quella delle donne. Le due docce facevano da divisorio tra gli spogliatoi. Le docce erano prefabbricate, completamente di metallo in tempi in cui plastica e vetroresina non si usavano ancora, l'accesso riparato da una tenda sintetica a vistosi motivi floreali. In ogni doccia c'era una grande barra di sapone industriale marrone e una spazzola di legno con delle setole dall'aspetto feroce. Il tipo di spazzola che Cenerentola usa per pulire il pavimento della cucina dopo che è scoccata la mezzanotte. Naturalmente, ci si poteva portare da casa il sapone, lo shampoo, una spazzola morbida o una spugna. Se non fosse stato che Joe ti controllava, che tu fossi maschio o femmina. Curiosava. Se sentiva odore di sapone o di shampoo, irrompeva dicendo: "Usa il sapone buono e la spazzola, la pelle è importante tanto quanto i muscoli. Deve essere pulita per poter respirare". E se ne andava.

Un giorno, poco tempo dopo aver iniziato a frequentare la palestra, stavo facendo la doccia quando improvvisamente la tenda venne scostata e mi trovai Joe di fronte. Fortunatamente, stavo usando il sapone industriale; sfortunatamente, non stavo usando la spazzola. Joe entrò nella doccia, con i suoi pantaloncini striminziti e le scarpe di tela. Non era preoccupato di bagnarsi e sembrava non sapere cosa fosse la privacy. Prese la spazzola e iniziò a insaponarla. "Ecco come si fa..." E prese a strofinarmi come se fossi un mobile da esterni. Su e giù, avanti e indietro, le setole entravano nelle pieghe e negli anfratti facendo una gran schiuma. Ero a disagio. Ero rosso come una barbabietola e profondamente esfoliato (parola che allora non era presente nel vocabolario), quasi sul punto di sanguinare. Quando ebbe terminato, ripose la spazzola e se ne andò senza proferire parola. Non mi strofinò mai più, ma ogni tanto apriva la tenda della doccia per controllare, così che diventai – e lo sono ancora oggi – un tipo da spazzola, anche se non uso il modello industriale che si trova negli armadietti delle pulizie.

A quasi tutti, prima o poi, succedeva lo stesso. Donne incluse. Dato che le docce erano adiacenti, si poteva sentire chiaramente cosa succedeva nell'altra. Di solito era solo il rumore dell'acqua corrente e i tipici suoni che si producono quando si fa la doccia. Non molto diverso da quando il vicino di stanza fa la doccia nella maggior parte dei motel. Una mattina,

mi ero allenato con un'altra allieva relativamente nuova, una signora un
po' più anziana di me, sui quaranta. Mi stavo vestendo per andarmene,
quando all'improvviso sentii un urlo provenire dalla doccia delle donne.
Poi udii Joe dire: "Nessun problema, devo solo mostrarle come fare la
doccia e migliorare la pelle". Lei acconsentì, e da quello che potevo
sentire, o immaginare, Joe le fece lo stesso trattamento che aveva riservato
a me. Se ne andò dopo avere terminato. Me ne andai prima della signora.
Mi chiedevo cosa potesse pensare. L'avrà detto a qualcuno?

Molti anni dopo, a un brindisi durante una convention di Pilates,
un'ex-allieva molto ammirata, essendo una delle poche istruttrici di
"prima generazione", mi raccontò la storia della "lezione in doccia". Joe
era entrato senza neanche un "Mi scusi", l'aveva strofinata per benino
e quando lei, dopo essersi rivestita, stava per andarsene, le disse: "Devi
lavorare sul seno. Troppo piccolo per il tuo fisico. Sarai molto più sexy e
ti sentirai meglio con te stessa con un seno più grande. I miei esercizi ti
saranno d'aiuto, ma bevi più latte e mangia un po' più grassi". La donna
lo prese come un consiglio sincero, e come mi confidò, non pensò mai che
potesse essere qualcosa di più di questo.

Dove aveva trovato il coraggio di entrare nella doccia di qualcuno
e dargli una strofinata? E di denigrare il seno di una donna? Aveva dei
consigli anche per gli uomini con attributi molto piccoli o molto grandi?
Parlando con Joe nel corso degli anni, arrivai a capire che aveva una
visione molto meccanicistica del corpo umano. Il corpo, per lui, era una
macchina speciale. Era animato. Proprio come un congegno meccanico,
richiedeva manutenzione e doveva essere utilizzato correttamente.
Le sue diverse parti dovevano funzionare perfettamente all'unisono.
Naturalmente Joe non conosceva il mondo dei computer, dove si inserisce
un comando nel linguaggio specifico e la macchina esegue l'ordine. Tanto
meno il corpo era un dispositivo meccanico che funzionava per mezzo di
leve, pulegge, cavi, pistoni e roba simile. Il corpo poteva essere allenato.
Aveva una mente. E come ogni buona macchina dell'epoca, doveva essere
oliato e curato. Questo era il senso della doccia. Si doveva strofinare via
la ruggine. Oggi quella strofinata è stata sostituita da tecnologie fantasiose
come il peeling al laser, il peeling chimico, certi tipi di radiazioni e un

fantastiliardo di prodotti per la cura della pelle. Ma in realtà Joe, con la sua spazzola industriale con le setole, esfoliava tutto il possibile dalla pelle dei suoi clienti. Quello che fa la tecnologia non è altro che liberare la pelle dalle cellule morte e dai pori aperti. Con la sua spazzola Joe si sbarazzava delle cellule morte. E senza dubbio anche di un buon numero di cellule vive. Se i pori rimanessero aperti sotto il suo assalto, non saprei dire.

Pur non avendo mai visto Joe sotto la doccia, sono sicuro che si lavasse fino a diventare quasi traslucido. E povera Clara, se Joe le fosse saltato in doccia. Era già una creaturina sottile con a malapena pelle sufficiente per stare al mondo. Una bella strofinata di Joe l'avrebbe lasciata al limite della sopravvivenza. Non c'è da stupirsi che non abbiano mai avuto figli. Ma avevano una pelle fantastica.

***

Per anni e anni, ho pensato che questa attrazione quasi istantanea per un regime di esercizi che mi aveva fatto vomitare al primo tentativo, fosse così folle da essere un problema solo mio. Il perché mi piacesse tanto rimaneva un enigma sul quale riflettevo raramente. Non ho mai parlato con Joe o Clara di che cosa suscitasse la mia attrazione, perché per loro il mio interesse e il mio entusiasmo erano scontati. C'erano altri in palestra molto dedicati e costanti, e supponevo semplicemente che avessero le loro ragioni, che erano diverse dalle mie.

Il mio torcicollo, che mi aveva portato da Joe, come si porta una macchina guasta da un meccanico, non venne mai menzionato e sparì dai miei pensieri. Se ne occupava Contrology. Era come se mi avessero tolto una verruca dal naso. Contrology continua a curare le mie vecchie ossa e mi spinge ad andare in studio anche nei giorni difficili.

Un pilastro della reputazione di Joe e della sua attività era la sua abilità – un vero talento, in realtà – nel guarire gli infortuni. Il suo istinto prodigioso lo portava alla fonte del problema, che riparava con Contrology e con specifici esercizi integrativi. Ascoltava le tue lamentele con impazienza, ti metteva sulla Cadillac o sul Reformer, ti faceva muovere secondo le sue indicazioni e poi, senza una parola, senza una diagnosi, senza toccarti, ti chiedeva di fare qualche altro movimento. Poi ti diceva cosa fare a casa e basta. Non una parola su ciò che non andava e la completa assenza di qualsiasi riferimento a termini anatomici in latino.

Dopo poche settimane di esercizi con Joe, una domenica mi venne uno strappo alla schiena. Avevo in programma di prendere un volo per Houston il giorno dopo. Mi presentai alla porta di Joe la mattina del lunedì, piegato in due e dolorante, sperando solo di trovare una soluzione rapida prima di recarmi in aeroporto. Non mi potevo permettere di sembrare il Gobbo di Notre Dame alla riunione di Houston. Joe mi disse di sdraiarmi sul tappeto, nonostante fossi completamente vestito. Mi mise in posizione per poter rotolare avanti e indietro, l'esercizio chiamato "Rolling Like a Ball". E mi disse: "Rotola". Faceva male. Ripeté di nuovo "Rotola". Disse: "Alzati". La schiena mi faceva ancora più male. Disse: "Rotolati sul pavimento dell'hotel quando arrivi. Rotolati prima di andare a dormire. Domani starai molto meglio. Buon viaggio".

Aveva ragione. Il giorno dopo stavo bene.

Guardando indietro di cinquant'anni, ora so cosa mi aveva spinto a tornare il secondo giorno. È vero, il Pilates ha una misteriosa forza magnetica. Ed è altrettanto vero che quasi ogni esercizio che riusciamo a infilare in una giornata di lavoro piena di impegni, ci fa sentire meglio, se non addirittura virtuosi. Questo tipo di attrazione era sicuramente parte di ciò che mi ha legato al Pilates dopo che le prime resistenze erano venute meno. Tuttavia, credo che la vera ragione per cui non solo ho continuato a fare Pilates, ma mi sono molto impegnato per perpetuare questa disciplina dopo la scomparsa di Joe, abbia a che fare con le mie dinamiche familiari. Non lo sapevo, ma avevo bisogno di fare Pilates nello stesso momento in cui Joe, inconsapevolmente, aveva bisogno di me.

Sono cresciuto in una famiglia della classe medio-alta. Sulla carta, ho avuto un'infanzia perfetta. I miei genitori erano felicemente sposati, non hanno mai litigato, anzi, non hanno mai alzato la voce. Vivevamo una vita agiata in posti piacevoli, e io e mio fratello eravamo ben curati e costantemente seguiti. Ho imparato le buone maniere e come ci si comporta. E inoltre ho imparato a studiare e a ottenere buoni voti e a essere competitivo. Ho conseguito ottimi risultati in tutte le attività che ho intrapreso e sono persino sopravvissuto ai severi rigori dell'Accademia militare di Culver nell'Indiana, che per un tredicenne ebreo proveniente da una scuola pubblica di New York non era un'impresa da poco. Infatti, una volta imparate le basi della vita scolastica militare a Culver (non che ci fosse molta scelta: o nuoti, o anneghi), ebbi eccellenti risultati e fui ammesso all'Università di Princeton. I miei genitori ci spingevano, ci incoraggiavano a eccellere, controllavano i nostri progressi e ci spronavano. Quando arrivavamo in cima a qualsiasi montagna simbolica, c'era sempre un'altra montagna da scalare. L'unica cosa che mancava ai miei costanti tentativi di spingermi oltre i limiti era l'approvazione dei miei genitori: non una cosa di poco conto. Un semplice "So che è stata dura, e sono orgoglioso di te", sarebbe stato abbastanza. Mi sarei accontentato di un'occasionale pacca sulla spalla. Ma i miei genitori non mi dicevano "bravo", "buon lavoro", "ben fatto", o anche solo "sono orgoglioso di te", né con le parole né con piccoli gesti. Non rientravano nel loro vocabolario.

Quando andai da Joe per la prima volta, gli esercizi non erano altro che una nuova montagna da scalare. Vi ero stato spinto da mia madre. Una volta sopravvissuto a quella prima lezione, però, c'era una grande differenza. La decisione se proseguire o meno era facoltativa. Mi sarebbe stato facile dire che non era una cosa per me e che non mi aiutava a guarire il collo, o che Joe era un ciarlatano, o qualsiasi altra scusa. Ma, inconsciamente, sentivo che avrei potuto ottenere l'apprezzamento di cui avevo bisogno da Joe Pilates. Joe non era migliore dei miei genitori nel verbalizzare l'approvazione, né nel dimostrarla. Non mi dava pacche sulla spalla. Eppure mi trasmetteva una sincera approvazione per i miei sforzi. La sentivo nel suo tocco, nel suo entusiasmo, nella sua completa concentrazione su di me. Mi faceva sapere, anche senza parole, che apprezzava il lavoro che stavo facendo, e questo mi bastava. Era l'allenatore dei miei sogni: mi faceva venire voglia di impegnarmi di più, facendomi sentire bene. Mi spingeva ad andare alla ricerca di quella piacevole sensazione di conquista attraverso un impegno sempre crescente. E più sentivo che lui si accorgeva di ciò che stavo conquistando, più stavo bene. Avevo un disperato bisogno di qualcuno che riconoscesse che stavo dando il massimo.

Nel 1963 non riuscivo a prendere in mano la mia vita. So di non essere stato l'unico ventottenne ad avere seguito un percorso precostituito, che improvvisamente si è trovato a deviare dal tracciato. Immaginavo un piccolo fumetto a margine della mappa: "Amico, da qui in poi te la devi cavare da solo". Avevo seguito tutte le indicazioni che mi erano state date, senza conoscere la destinazione e senza aver avuto informazioni a riguardo, e non ero sicuro di dove mi trovassi e dove fossi diretto. Mi ero sposato per la seconda volta a ventotto anni, subito dopo il mio ritorno da Reno, in Nevada, dove ero andato a dimenticarmi della moglie numero uno. C'era un bambino in arrivo e stavo per incominciare un nuovo lavoro in un piccolo studio legale. Non avevo idea del perché mi fossi sposato per la seconda volta, anziché fare una vita da scapolo spensierato. Mi piacevano il mio lavoro e i miei colleghi, ma temevo di non avere l'aggressività, né la motivazione sufficiente per avere successo in quell'ambiente così spietatamente competitivo. Anche la mia vita sociale a New York era una giungla: tutti cercavano di superare tutti facendo più soldi, cercando di conoscere le persone giuste, di essere dei pezzi grossi o di possedere la casa, l'appartamento, la macchina, il guardaroba migliore. Non era roba per me, perché non amavo questo tipo di competizione e non ero bravo a sostenerla. Ancora più scoraggiante era la paura di fallire. Preferii tenermi in disparte e schierarmi a favore della giustizia, denunciando le estorsioni di denaro e gli arrampicatori sociali. Così rimasi incastrato in una dimensione economica e sociale che non riuscivo a sopportare e che non mi dava scampo. Come un disperato che vaga in una tempesta di neve, cercavo qualche indicazione sulla direzione da prendere, solo per ritrovare me stesso.

La mia bussola interna indicava Joe come qualcuno che poteva guidarmi nella giusta direzione semplicemente riconoscendo il mio valore, per quanto questo possa sembrare strano nel caso di un uomo che non pronunciava mai le parole "bravo", o "ottimo lavoro". Ma dopo il nostro primo incontro, mi aveva fatto capire che mi avrebbe voluto lì di nuovo due giorni dopo, alle sette del mattino. E sentii di avere la sua completa attenzione e avvertii la forte sensazione che gli piacesse aiutarmi, data la mia risposta. Non *sapevo* bene cosa cercare dopo quella prima seduta, e nemmeno per il resto dell'esistenza di Joe, ma non ho mai smesso di provare quella sensazione.

Ora credo di saperlo. La sua mano è ancora posata sulla mia schiena a distanza di cinquantatré anni. E il suo dito artritico punta sempre in alto e in avanti.

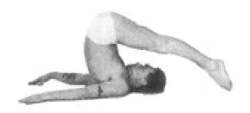

CAPITOLO 3

Joe e Clara nel tempo libero

Un giorno, circa sei mesi dopo aver iniziato a frequentare la palestra di Joe, Clara mi fermò mentre stavo per uscire. "Cosa fai dopo il lavoro?", mi chiese.

Io e Clara non avevamo scambiato più di un saluto o qualche commento per correggere i miei esercizi dal giorno in cui ci eravamo incontrati. Trovai un po' strana quella domanda che sembrava indagare su qualcosa di estraneo alla palestra. Pensai che fosse in qualche modo legata alla mia salute. Dopo tutto, era vestita da infermiera. Le risposi che di solito andavo con alcuni giovani avvocati, assistenti e segretarie al bar di fronte a prendere una birra.

"Ti piacerebbe tornare da noi qualche volta e bere una birra con Joe?", chiese. "A Joe farebbe molto piacere".

Accettai l'invito. Ci accordammo per la sera dopo alle sette e mezzo.

Andare a casa di Joe e Clara sarebbe stato un bel cambiamento rispetto alla routine post-ufficio al bar con i colleghi. Lì ci lamentavamo dei nostri clienti, dell'avvocato della controparte, dei giudici, del nostro capo o della vita in generale. Se non tornavo in ufficio, o non dovevo incontrarmi con mia moglie o con gli amici per cena, di solito tornavo a casa a piedi, a volte prendendo un hamburger lungo la strada.

Ma non avevo fretta di tornare a casa, perché a casa non ero felice. Non sapevo se Joe o Clara conoscessero la mia vita privata, ma sospettavo che Joe, con la sua capacità di leggere i muscoli e i movimenti, percepisse la tensione del mio corpo. Ma non aveva mai detto nulla in proposito.

Il fatto che il compito di invitarmi fosse stato assegnato alla mite e timida Clara mi fece capire qualcosa su Joe. Intuii subito che ero stato un argomento di conversazione in casa Pilates. La cosa più sorprendente, però, era il pensiero che quest'uomo spavaldo e autocratico, che sembrava avere sotto controllo tutto ciò che faceva parte del suo mondo, non me l'avesse chiesto in persona. Presumevo che fosse molto timido, o che temesse un rifiuto. Non ho mai pensato alla spiegazione alternativa, ossia che si trattasse della consuetudine europea di lasciare che fosse la donna di casa a invitare un ospite. Quell'invito improvviso stimolò la mia curiosità.

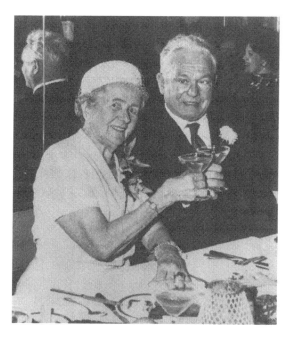

Joe e Clara in occasione dell'ottantesimo compleanno di Joe, 1963.

Joe e Clara vivevano accanto alla palestra; il che non era un caso, visto che la palestra era la loro vita. Passavano dalla palestra alla loro casa come altri passerebbero dalla cucina al soggiorno. L'edificio, risalente al diciannovesimo secolo, era molto trascurato. C'era la prosperosa New York degli anni '60, che si sforzava di essere moderna, e poi c'erano due persone anziane, tutt'altro che moderne, che vivevano nello stesso appartamento da quasi quarant'anni. Forse qualcuno trovava tutto questo affascinante, perché ricordava l'Europa.

Mi presentai all'ora stabilita e all'improvviso mi ritrovai nel luogo sacro della famiglia Pilates. Clara, che al mio arrivo era sull'uscio della porta insieme a Joe, scomparve dietro una tenda alla mia sinistra e sentii aprire e chiudere la porta di un frigorifero. Tornò con due bottiglie di birra e le porse a me e a Joe senza parlare. Per quanto fossi rimasto sorpreso la prima volta in cui avevo visto la palestra, l'appartamento era ancora più strano. La cosa che mi colpì immediatamente fu quanto fosse buio, quasi come un cinema. Vidi in giro delle lampade, ma le lampadine al loro interno erano probabilmente simili a quelle da frigorifero da cinque watt, appena sufficienti per orientarsi nel buio. L'appartamento era un'unica grande stanza divisa da pareti sottili che salivano di circa due metri senza raggiungere il soffitto. Negli annunci immobiliari di New York, sarebbe stato descritto come un "ampio e confortevole monolocale", una forzatura glamour tipicamente newyorkese utilizzata per gli alloggi di questo tipo. Mi ci sono voluti uno o due minuti perché i miei occhi si abituassero, pur provenendo dall'oscurità dell'atrio. Davanti a me c'era un tavolo che poggiava su gambe di legno massiccio, circondato, tra le altre cose, da sei attrezzi per gli esercizi chiamati "Wunda Chair", identici a quelli della palestra.

Capovolgendo la sedia e con un'altra piccola regolazione, l'attrezzo si trasformava in una sedia da pranzo. Più tardi avrei imparato che questa trasformazione richiedeva circa cinque secondi, e non richiedeva l'uso di alcun attrezzo.

La Wunda Chair è un eccellente esempio dell'estetica del design di Joe, forse anche della sua filosofia di vita. Iniziava concentrandosi sul potenziale di un attrezzo per gli esercizi, e poi cercava di trasformarlo in un pezzo di arredamento. Questa idea di design a duplice funzione – attrezzo per l'esercizio fisico / mobile per la casa – è stata applicata ad altre attrezzature, a cui arriveremo tra poco. Le Wunda Chair sono ancora costruite quasi nello stesso modo in cui Joe le aveva concepite, anche se, mentre continuo a vederle negli studi, non mi è mai capitato di incontrarne una in una sala da pranzo.

Qui sotto c'è la sedia imbottita realizzata da Balanced Body. L'immagine a sinistra è la versione elegante, con cuscini per sedile e schienale. Quella a destra è la versione per svolgere gli esercizi. È la stessa sedia ma capovolta (in basso a sinistra) con i cuscini del sedile e dello schienale rimossi. Joe l'ha chiamata Wunda Chair, sedia magica: un nome azzeccato.

Joe ha anche ideato un modello di Universal Reformer con il piano imbottito, grazie al quale l'attrezzo può essere usato come una chaise longue dall'interessante forma ergonomica.

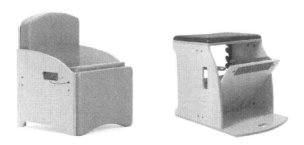

Ultimo modello della Wunda Chair prodotta da Balanced Body.

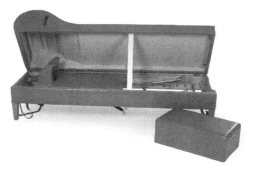

Il Reformer/chaise longue di Joe.

A destra si scorgevano quelli che sembravano essere due letti a castello in metallo. Sapevo che erano letti solo perché ne avevano le dimensioni e sopra c'erano cuscini, lenzuola e coperte ben rimboccate, come nelle cuccette militari. A ciascun angolo del primo letto c'erano quattro tubi di acciaio galvanizzato, lunghi poco meno di due metri, tutti collegati in alto da tubi orizzontali a formare un rettangolo. La versione da idraulico di un letto a baldacchino alla Luigi XIV. Appese ai tubi orizzontali, in alto, dove finiva il cuscino, c'erano diverse molle, e poi un piccolo trapezio, alcune imbracature e cinghie, e qualcosa fatto di pelle di pecora. L'altro letto aveva la stessa sovrastruttura, ma senza le attrezzature penzolanti. Tutti gli aggeggi appesi al letto più lontano mi erano familiari, li vedevo in palestra, ma lì mi sembravano fuori luogo. Dopo aver visto le sedie e il letto, mi resi conto che l'appartamento di Clara e Joe era il laboratorio di Joe, più che una casa. Iniziai a pensare che mi avessero invitato come cavia da laboratorio.

Joe e io ci sedemmo uno di fronte all'altro sulle Wunda Chair, mentre Clara, in divisa da infermiera, stava in piedi dietro Joe. Apparivano molto formali e rigidi, come in quelle vecchie fotografie dove una persona sta seduta, l'altra in piedi, ed entrambe trattengono il respiro per evitare di far venire la foto mossa. Questa scena non faceva altro che accentuare le enormi differenze non solo di età, ma anche culturali, tra il ragazzo in giacca e cravatta, laureato presso un'università della prestigiosa Ivy League, e l'immigrato Joe con i suoi pantaloncini da ginnastica, e Clara con la sua divisa da infermiera. Joe mi ringraziò per aver accettato l'invito e disse che sperava di non avermi disturbato. Ero a disagio in quello stranissimo ambiente. Ma lui e Clara lo erano anche di più. Non eravamo nella palestra della porta accanto dove Joe aveva il controllo su qualsiasi cosa, come il gallo nel pollaio, con il suo programma ben definito e pienamente compreso. La conversazione iniziò molto lentamente.

"Che lavoro fai?" chiese Joe, dopo che entrambi avevamo bevuto qualche sorso di birra.

Risposi: "Sono un avvocato, spesso lavoro in tribunale". Mi aspettavo più domande su questo argomento, tipo se il mio lavoro mi piaceva. O che casi seguivo. Invece passò ad altre domande sulla mia vita. "Sei sposato?", "Hai figli?", "Dove vivi?". Una dopo l'altra, quasi senza sosta.

Dopo che ebbi risposto, mi chiese, scavando più a fondo: "Perché tua moglie non viene in palestra? Tua madre e tuo padre ci vengono".

Tutto quello che mi riuscì di rispondere in quel caso, fu che non era interessata a fare esercizio fisico e che non andava d'accordo con mia madre e mio padre. Tralasciai di dire che non andava d'accordo neanche con me.

La conversazione era lenta, ingessata e piuttosto faticosa. Ero sulle difensive e per nulla preparato ad aprire una finestra sulla mia vita privata. Con loro ero la stessa persona cauta e schiva che ero con tutti, ma avevo la sensazione che lo scudo dietro al quale mi riparavo non stesse funzionando in quel momento.

Dopo i convenevoli, Joe mi fece cenno di avvicinarmi a uno dei letti, quello con gli aggeggi che pendevano dai tubi. Aveva ripreso il suo ruolo di allenatore. Mi disse: "Sdraiati". La paura di essere una cavia da laboratorio tornò e, come il primo giorno, mi sentii in trappola. Poi mi ordinò di afferrare la maniglia sul lato destro accanto al materasso e di spingerla verso il basso, allontanandola. Feci come richiesto. E, meraviglia delle meraviglie, il letto si divise in due nel senso della lunghezza, e la parte centrale si abbassò dolcemente di una ventina di centimetri. Per qualche secondo fu una sensazione spaventosa. Il letto nascondeva una botola, che per fortuna non si era aperta del tutto, altrimenti sarei piombato sul pavimento. Ma ero senza dubbio la cavia da laboratorio di Joe. Ero lì sdraiato sulla schiena, nel suo letto, e giacevo in una V formata dal materasso, che sprofondava in mancanza di supporto per tutta la sua lunghezza, e aspettavo che il materasso stesso con me sopra scivolasse nella fessura, scaricandomi sul pavimento.

Ma il materasso teneva, e Joe mi diede altre istruzioni:

"Metti le mani dietro la testa, rilassa i gomiti appoggiandoli sul letto, unisci i talloni e separa le ginocchia lasciandole cadere ai lati del letto".

Ero di nuovo sotto il suo totale controllo, come se mi avesse ipnotizzato. Ciò che seguì fu esattamente quello che avrebbe potuto dire un ipnotizzatore, con l'unica differenza di un marcato accento tedesco: "Ora sei a tuo agio nella posizione di massimo sostegno, di rilassamento totale. È così che si dovrebbe dormire. Ti servirebbero meno ore di sonno. E al risveglio, quindici minuti di esercizi con le molle appese al letto. A quel punto sei pronto per la giornata che hai davanti a te".

Gli confermai che il letto era incredibilmente comodo, e feci una battuta: "Se tutti i letti fossero divisi a metà, la procreazione sarebbe incredibilmente difficile, e la stirpe umana finirebbe per scomparire".

Lui rispose con tono seccato: "Dovrebbero sopravvivere solo le persone in grado di imparare a procreare nel mio letto, o in un'amaca. Nessun altro." Aggiunse che il sesso in quel letto era migliore. "Più rilassante per la persona che sta sotto." Darwinismo di base alla Joe.

Quando mi disse di farlo, tirai su la leva, con un certo sforzo, sollevandomi e riportando il materasso alla sua configurazione piatta. Un passo necessario per uscire da quell'aggeggio. Mi alzai, e Joe mi mostrò il meccanismo interno della sua bizzarra invenzione.

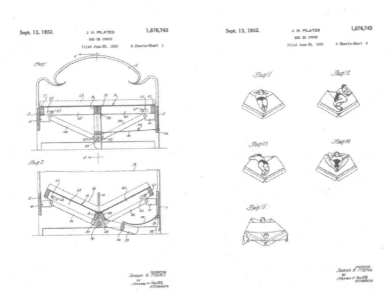

Brevetto del V-Bed ideato da Joe (a sinistra) e illustrazione delle posizioni durante il sonno.

Immaginate una semplice rete da letto: un rettangolo di metallo attraversato da cinghie anch'esse di metallo attaccate alla struttura per mezzo di piccole molle a spirale. Si trattava di una base elastica per un materasso sottile. Joe aveva tagliato nel mezzo le cinghie incrociate nel senso della lunghezza e aveva aggiunto un telaio metallico interno su ogni lato, in modo da ottenere due reti da letto affiancate all'interno del telaio. Per tenere su queste due parti ed evitare che si aprissero completamente e facessero cadere l'occupante sul pavimento, cosa che temevo, aveva disposto un robusto rullo di metallo sotto gli elementi del telaio aggiunti nel mezzo, nel senso della lunghezza. Il rullo funzionava quando spingevo la maniglia verso il basso o quando la tiravo verso l'alto, portando le molle a livello, o permettendo loro di aprirsi e cadere verso il basso. Il marchingegno (molto semplice, anzi, primitivo e un po' cigolante) richiedeva un bello strattone per riportare il materasso in piano e rappresentava indubbiamente una novità, in quanto aggiungeva un elemento meccanico in qualcosa che per secoli non aveva mai avuto parti meccaniche.

In un'occasione, molti anni dopo, mi trovai in un letto d'ospedale ad alta tecnologia dopo un'operazione di sostituzione dell'anca. Il medico aveva ordinato che le mie gambe fossero sollevate, mentre la parte superiore del corpo doveva rimanere distesa. Ero molto scomodo nonostante l'ottimo cocktail di farmaci. L'infermiere mi fece mettere le mani dietro la testa e mi mise un cuscino sotto i gomiti. Poi infilò un cuscino sotto ciascuna delle mie natiche. Disse che questa configurazione a V era una posizione più naturale per l'articolazione dell'anca e che era più rilassante per tutti i muscoli. Ricordando improvvisamente il letto di Joe e l'effetto a V, gli dissi che era esattamente ciò che avrebbe fatto Joe Pilates. Era perplesso e mi chiese: "Joe chi?" Gli raccontai l'aneddoto. Avrà parlato di Joe ai suoi colleghi, perché nei giorni successivi molti infermieri iniziarono a venire nella mia stanza per saperne di più su di lui. Venne fuori che in molti tra il personale infermieristico prendevano lezioni di Pilates proprio in ospedale, da un insegnante che si recava lì tutti i giorni. La mia infermiera mi aveva messo in una posizione simile a quella in cui ero finito nel letto di Joe, con la parte centrale a caduta, e mi convinsi che, ancora una volta, Joe era stato un precursore.

Terminata la dimostrazione del letto, era arrivata l'ora di salutarci. Li ringraziai, e Clara mi chiese quando sarei ritornato, addolcendo l'invito con la promessa: "La prossima volta cucinerò una zuppa". Ci dovevo riflettere sopra. Come la mia prima sessione di esercizi con Joe, questa prima visita non era stata divertente. Sembrava, almeno nella mia immaginazione, una prima visita a un parente lontano che vivesse in un altro Paese e parlasse l'unica lingua che conosco in modo stentato. Nonostante negli ultimi sei mesi avessi visto Joe per due o tre ore ogni settimana, fuori dalla palestra eravamo dei totali estranei.

Inoltre, non riuscivo a capire perché Joe e Clara mi volessero rivedere, visto che non erano più a loro agio di quanto lo fossi io. Ancora una volta sentivo infuriare questa piccola battaglia emotiva che oscillava tra una specie di attrazione o bisogno indefinito da parte mia, e la mia avversione per situazioni di disagio come questa. Era possibile che mi bastasse il solo fatto che mi volessero ancora con loro? O forse rifiutando l'invito, volevo evitare di rovinare la relazione insegnante-allievo? Ero combattuto e la cosa non mi piaceva. Questa improvvisa ricerca di contatto sociale mi puzzava. Dopo tutto, avevo ventotto anni e Joe e Clara ne avevano entrambi più di ottanta.

Ma, ancora una volta, il mio istinto ebbe la meglio sulla ragione. Risposi in fretta: "Che ne dite della prossima settimana, stessa ora?". Clara disse: "Va bene", e così fu.

Dopo di che, mi presentai da Joe e Clara quasi tutte le settimane. A volte era solo per una birra, a volte portavo una pizza, ma la maggior parte delle volte Clara mi offriva una zuppa calda. La zuppa era buona. Faceva il brodo con le ossa. Poi aggiungeva carote, fagioli e di solito salsiccia o würstel. Il tutto accompagnato da alcune fette di pane nero, e preceduto da una o due birre: era il loro piatto abituale, ed ero felice che lo condividessero con me. Anche dopo la morte di Joe, avvenuta nel 1967, continuai a visitare Clara una o due volte alla settimana fino alla sua scomparsa nel 1976.

***

Quando si trovava a casa propria, Joe era diverso rispetto a quando si trovava in palestra. I clienti che frequentavano la sua palestra lo conoscevano come allenatore. Come tale, era una specie di celebrità, simile a un direttore d'orchestra sul podio. La sua sola presenza bastava a governare lo svolgimento delle varie attività. Come un direttore d'orchestra, faceva sì che tutti continuassero a esercitarsi anche mentre era impegnato con un cliente. Sia come "maestro", sia come personal trainer, manteneva le distanze. Nulla di intimo e tanto meno di amichevole attraversava quel divario relazionale.

Alcuni, per lo più i ballerini, lo consideravano un salvatore: colui che li faceva continuare a ballare, guariva il loro mal di schiena, metteva un po' di pepe nei loro passi, e che conosceva qualche terapia in grado di migliorare la loro carriera. Joe aiutava i golfisti professionisti a eliminare il dolore causato dallo swing; i parrucchieri e i barbieri a lavorare tutto il giorno con le braccia alzate, senza sentire dolore. Migliorava il controllo della respirazione dei cantanti. In quanto individuo che praticava la sua magia oscura per risolvere problemi fisici che spesso i medici, i chiropratici o i massaggiatori non erano in grado di risolvere, era un uomo di medicina. Uno che faceva miracoli.

Joe aveva degli assistenti part-time che sembravano sbucare dal nulla nei momenti di grande affluenza. Tutti conoscevano gli esercizi, erano molto disponibili, ma si muovevano nella sua ombra. Nonostante Joe avesse relazioni diverse con alcuni di loro, o pensasse che alcuni di loro fossero più bravi a portare avanti il suo programma, o a seguire i clienti, li trattava tutti nello stesso modo in cui trattava noi, i suoi clienti. Cioè, li lasciava fare quello che ritenevano necessario e non li correggeva mai in pubblico. Forse lanciava loro degli sguardi, o faceva dei piccoli gesti, ma non l'ho mai visto parlare con i suoi assistenti. La gestione del personale era, suppongo, responsabilità di Clara. I suoi assistenti sembravano sapere, come per istinto, cosa ci si aspettasse da loro. Si diceva che una delle assistenti fosse la sua amante, ma anche il più perspicace nel pronosticare relazioni intime non sarebbe stato in grado di accorgersene.

Per Clara, Joe era il compagno devoto, il suo protettore, e tutto girava intorno a lui. Clara aiutava e gestiva la palestra, dove veniva trattata come tutti gli altri assistenti. Lei era la famiglia di Joe. Lui non aveva più contatti con la famiglia che aveva lasciato in Germania, ne aveva pochi con suo fratello che viveva a Saint Louis. Chissà cosa pensavano di lui i figli e il figliastro che aveva lasciato in Germania, o suo fratello e sua cognata? Sembrava non avere alcun interesse né legame con alcun membro della famiglia Pilates, anche se sua nipote aveva lavorato come assistente in studio molto prima che iniziassi a frequentarlo. Gli unici altri rapporti di cui ero a conoscenza erano quelli stretti in una loggia massonica di cui era membro, dove i suoi confratelli conoscevano di lui un lato sconosciuto agli altri. A quelle riunioni beveva birra e parlava tedesco. Nella loggia era solo un immigrato che si stava facendo strada a New York.

Nelle rare occasioni in cui mi trovavo in pubblico con Joe, lui era sempre molto silenzioso. Non citava mai nessuno dei suoi clienti famosi, né faceva la parte di evangelista di Contrology. Prima che iniziassi a frequentarlo, un gruppo di suoi clienti aveva cercato di organizzare una fondazione per perpetuare il suo lavoro. Lo consideravano la persona più difficile e frustrante con cui avessero mai avuto a che fare. Uno di loro, un medico, mi confidò che più cercavano di aiutarlo a organizzare la sua attività e a tramandare la sua eredità, più lui opponeva resistenza. Sedeva silenzioso alle riunioni, poi improvvisamente interrompeva la discussione gridando: "State cercando di rubarmi il lavoro mentre sono ancora vivo!". Per poi precipitarsi fuori come una furia.

Quando lo vedevo in palestra, Joe mi sembrava un professore universitario molto rinomato che entra in aula, tiene la sua lezione senza interagire con gli studenti e se ne va tra gli applausi, come se niente fosse. Altre volte lo immaginavo come un chirurgo che visitava il paziente prima di un'operazione e cercava di essere cortese e vicino, ma era distaccato dal punto di vista emotivo... era lì soltanto per aggiustare un corpo. Non c'era nulla di personale o di familiare nelle sue relazioni all'interno della palestra. I suoi clienti e assistenti si occupavano esclusivamente di imparare, praticare o insegnare Contrology. Raramente conosceva i nomi dei suoi clienti e, se li conosceva, non li usava.

Nonostante la sua distanza emotiva, Joe trattava i suoi clienti con la massima dedizione dal punto di vista professionale. Era un istruttore pratico: picchiettava quando pensava che un colpetto sarebbe stato d'aiuto, spingeva se il cliente aveva bisogno di un po' di stretching in più, e toccava le persone ogni qual volta decidesse che avevano bisogno di sentire fisicamente le sue istruzioni, anziché udirle soltanto. Trasmetteva una grande quantità di informazioni e di calore attraverso le sue mani. Non ho mai sentito una lamentela o un'obiezione per il fatto che ci toccasse.

Il frequentarlo fuori dalla palestra mi diede una prospettiva più ampia e diversa su di lui. Dopo aver visitato l'appartamento e dopo aver avuto una conversazione ingessata con Joe e Clara, vedevo la coppia sotto una luce diversa. La mia relazione con loro era particolare e difficile da incasellare in una categoria definita. Non ero di certo un amico, né il loro avvocato. Il nostro rapporto ricordava vagamente quello tra i membri di una famiglia e mi sentivo in obbligo nei loro confronti. Come o perché mi sentissi così, non l'ho mai capito.

La definizione che meglio descriveva il rapporto simil-familiare che avevo con Joe era quella di nonno-nipote. Non vedevo Joe come un nonno, né ero alla ricerca di un nonno, dato che ne avevo uno meraviglioso. La mia ipotesi è che Joe avesse bisogno di qualcuno che perpetuasse la sua eredità, e una persona simile a un nipote avrebbe potuto fare al caso suo. O forse voleva semplicemente un nipote. Joe e Clara non avevano figli. Forse Joe aveva dei veri nipoti in Germania di cui probabilmente non sapeva nulla. Non ha mai parlato della famiglia che aveva lasciato lì. Forse, invecchiando, nutriva dei sensi di colpa nei loro confronti. Ed ecco che ero arrivato io, abbastanza grande da non essere più un fastidio e abbastanza giovane per essere un nipote. Ero stato arruolato.

Joe non era particolarmente bravo a fare il nonno di qualcuno che era sostanzialmente un estraneo. Né io ero particolarmente preparato a essere suo nipote. Joe era diverso da qualsiasi altro membro della mia famiglia. Avevo dei bei ricordi del padre di mia madre, che conoscevo poco ma di cui ricordavo comunque l'affetto e il calore. Morì quando avevo circa dieci anni. Il padre di mio padre morì quando mio padre aveva tredici anni, e la mia nonna paterna si risposò con un suo degno sostituto molto prima che io nascessi. Il mio nonno acquisito non aveva avuto figli, e fu un bene visto che non gli piacevano i bambini. Trascorsi buona parte dei miei primi anni di vita con i miei nonni, che adoravo. Quando ebbi superato i cosiddetti anni difficili e non avevo più bisogno che qualcuno giocasse con me o mi leggesse delle storie, mio nonno incominciò prima a tollerarmi, e poi a divertirsi. Mi insegnò ad andare in bicicletta, a usare gli attrezzi e a essere indipendente. Ogni estate mi portava in California, dove si recava per lavoro, e io gli stavo attorno tutto il giorno. Credo che volesse colmare le lacune nella mia educazione che pensava, sbagliandosi, che mio padre trascurasse: mi insegnava l'importanza del lavoro, della resilienza e della perseveranza. Dopo essere diventato avvocato, ero l'unico membro della famiglia di cui si fidava, oltre a mia nonna. Mio nonno andava all'ippodromo quasi tutti i pomeriggi, e a volte mi portava con lui e cercava di insegnarmi il funzionamento dell'handicap nelle corse dei cavalli: cosa in cui non era particolarmente abile nonostante anni di avido interesse e pratica coscienziosa. Per me era terribile – bisognava essere in grado di ricordare i nomi dei cavalli, dei fantini, degli allenatori e un sacco di statistiche – decisamente non il mio forte.

Di tanto in tanto, Joe mi chiedeva se mi sarebbe piaciuto fare una sessione di lavoro di sabato mattina. Mi piaceva: la palestra era vuota e lui era completamente concentrato su di me. Quando finivamo, Joe voleva sempre fare una passeggiata. La sua destinazione preferita era lo zoo di Central Park, a dieci minuti di distanza. Clara preparava dei panini e li avvolgeva nel cellophane e ci dirigevamo sulla Eighth Avenue verso il parco della 59a strada, poi verso lo zoo, fino a una panchina di fronte alle gabbie dei leoni o delle tigri.

Joe rimaneva a guardare i felini in gabbia incantato. Notava ogni loro movimento ed era particolarmente attento a tutto ciò che poteva assomigliare a un esercizio o a uno stretching, che era più o meno l'unica cosa che gli animali potevano fare. Ogni volta che un felino faceva un movimento che attirava la sua attenzione, mi dava un colpetto sulla gamba e lo indicava. Poi mi diceva perché l'animale faceva quello che faceva, e come aveva incorporato quel tipo di stretching o di esercizio in Contrology. Trovavo sgradevole assistere alla tragedia degli animali in gabbia. Joe, invece, amava osservare il loro comportamento in uno spazio ristretto, e paragonava ogni loro movimento istintivo a un movimento di Contrology. Mentre osservavo gli animali, mi ricordai della prima impressione che Joe mi aveva fatto, simile a un leone seduto sulle zampe posteriori. Solo che qui il leone era in gabbia. Il bisogno del leone di fare esercizi e di allungarsi, secondo Joe, era lo stesso di cui noi abitanti delle città avevamo bisogno per la nostra sopravvivenza. Guardai Joe, e dall'intensità del suo sguardo, capii che in quel recinto vedeva se stesso. Sapeva cosa significasse essere in gabbia. Stavamo lì seduti per circa un'ora e mangiavamo i panini, poi improvvisamente, senza dire una parola, Joe si alzava e partiva per tornare a casa.

Anche se le visite a Joe e Clara erano diventate una costante della mia vita, il nostro rapporto rimase piuttosto rigido per un bel po' di tempo. Né Joe né Clara avevano alcun interesse per l'attualità, la politica, la religione o qualsiasi altro argomento di natura culturale di cui i newyorkesi si nutrono. Imparai a sopportare i loro lunghi silenzi. Loro erano a loro agio, mentre inizialmente io non lo ero. Ingurgitare rumorosamente la zuppa aiutava. Effettivamente non avevamo molto di cui parlare. Le passeggiate miglioravano la situazione. Joe parlava di più e il silenzio non era così pesante.

Avremmo potuto parlare del passato di Joe, ma l'argomento non veniva mai toccato. Era chiaramente off-limits. Né Joe né Clara hanno mai aperto uno spiraglio di accesso al loro passato. Se mostravo una qualsiasi forma di interesse per la loro storia, anche per il passato più recente, a partire dal momento del loro arrivo a New York, mi ignoravano senza darmi alcuna spiegazione. Non stavo scrivendo un libro, né ero particolarmente curioso, quindi la cosa non mi infastidiva. Neanche il mio nonno acquisito, anche lui immigrato, amava parlare del suo passato.

La maggior parte delle conversazioni con Joe verteva sull'unico argomento comune: come Contrology fosse il balsamo per tutti i mali dell'umanità. A un certo punto mi incuriosii sull'origine di Contrology e pensai che forse Joe sarebbe stato felice di parlarne. La storia di Contrology non avrebbe smosso le ceneri della sua storia personale. Mi sbagliavo. Ovviamente, il passato di Contrology e quello di Joe erano legati. Quando gli chiedevo come avesse iniziato a insegnare Contrology, o come avesse ideato il programma, la sua risposta era sempre la stessa: "Capisco l'anatomia umana". Questo era tutto. Solo anni dopo mi resi conto di quanto Joe avesse lasciato fuori dalle nostre conversazioni. Clara era una persona molto più alla mano. Era molto più vicina a ciò che percepivo come normale. Joe presentava Clara come sua moglie, e lei si faceva chiamare Clara Pilates. Ma, come avrei imparato più tardi, del loro matrimonio non c'era traccia. Non importava: erano sposati in tutti i sensi, con o senza il consenso dello Stato.

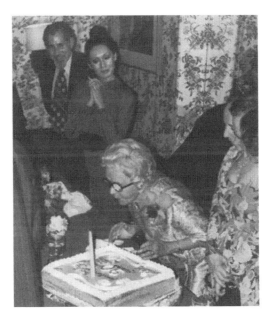

La festa per il novantesimo compleanno di Clara, 1971.

Mentre Joe era in vita, il mio rapporto con Clara era diverso e più distante di quello che avevo con Joe. Clara era sempre gentile e cortese. Ma Joe era così dominante durante i momenti trascorsi insieme, anche quando se ne stava in silenzio, che era impossibile pensare di sviluppare a parte una relazione con Clara. Tutto questo cambiò dopo la morte di Joe nel 1967, quando ci avvicinammo di più: per molti versi il nostro rapporto era molto più stretto e vero di quello che avevo avuto con Joe. Mi occupai dei problemi legali di Clara e della situazione dell'attività, sia per quanto riguardava la sua continuazione a New York, sia per aiutare altri ad aprire studi di Pilates con la sua autorizzazione. Cercavo di assicurarmi che avesse abbastanza soldi per vivere, e di solito cenavo con lei una volta alla settimana. Le parlai della mia vita e le chiesi della sua. Joe le mancava terribilmente, ma era una donna veramente forte e andava avanti come pensava che lui avrebbe desiderato. Clara era molto rincuorata dal pensiero che altre persone, me incluso, stavano lavorando per trasmettere l'eredità di Joe. E cercava di assicurarsi che rispettassimo il suo lavoro, ma con la vista malandata e gli acciacchi della vecchiaia, non aveva altra scelta che lasciarci fare come meglio potevamo. Quando io, o altri, la portavamo al nuovo studio sulla 56a strada (di cui parleremo tra poco), lei si sedeva in fondo alla stanza e stava a guardare.

Raramente aveva qualcosa da dire. Ogni tanto scambiava quattro chiacchiere con un vecchio cliente, compresi i miei genitori, ma evidentemente non voleva interrompere la sessione. Per il suo novantesimo compleanno organizzammo una bellissima festa, era raggiante e molto felice. Ma i suoi ultimi anni furono molto solitari.

Durante i primi tempi trascorsi insieme, l'abisso tra Joe, Clara e me era enorme, e non fu mai superato. Ciò che mi è rimasto con il passare degli anni è il ricordo di come mi sentivo con loro, e il fatto che non sapessi quasi nulla di nessuno dei due. In effetti, penso di aver appreso più cose su Joe scrivendo questo libro, che stando insieme a lui. Allora non facevo alcun tentativo di separare l'uomo dall'insegnante e inventore di Contrology. Nella mia mente, e mi dispiace confessarlo, era un tutt'uno con il suo lavoro. Forse questo è spesso il modo in cui i bambini vedono i loro nonni. Ripensandoci, mi comportavo con Joe più come un nipotino che come il professionista indipendente che ero all'epoca. E, a essere franchi, recitare la parte del nipote era forse l'unico modo in cui mi potevo relazionare con lui.

***

Quando arrivava l'estate e le giornate si allungavano e si facevano più calde, Joe proponeva di fare una passeggiata di sera, al termine del gran lavoro del tardo pomeriggio. Di solito andavamo in centro percorrendo la Eighth Avenue. E insieme eravamo uno spettacolo, ne sono certo. Per strada, Joe era uno strano vecchio, con addosso nient'altro che un paio di pantaloncini da ginnastica striminziti sulle magre gambe arcuate, una maglia bianca di cotone a maniche lunghe a collo alto che gli copriva il torace a botte, e le pantofole di tela. Era molto abbronzato e incredibilmente muscoloso. Agganciava il suo braccio al mio, alla maniera europea, trascinandomi un po'. Io, invece, ero un ragazzo molto più giovane vestito per bene, in giacca e cravatta e, a volte, a seconda del tempo, con il cappotto. Eravamo agli antipodi, e camminavamo di buon passo. A volte Joe aveva una pipa in bocca, e nella ciotola, rivolto verso l'alto, un sigaro da quattro soldi. Il fatto che il fumo del sigaro acceso gli arrivasse in faccia non lo disturbava.

Come in molte altre situazioni con Joe Pilates, ci volle un po' prima che ci abituassimo alle nostre passeggiate. Aveva una camminata fluida, con le gambe che facevano il minimo sforzo per spingerlo in avanti, ma allo stesso tempo, camminava sulla pianta dei piedi, piegato leggermente in avanti, e faceva oscillare il braccio esterno come se stesse correndo, con l'altro allacciato al mio, e lo usava come arma per costringermi a stargli dietro. Si muoveva in modo molto energico e aggressivo, ma senza alcuno sforzo. Il suo passo era a metà tra una passeggiata e una camminata energica. Ci avvicinavamo alle persone che si trovavano sul nostro percorso, e quando si accorgevano che eravamo dietro di loro, ci facevano spazio per lasciarci passare. Nonostante avesse un solo occhio e una percezione della profondità ridotta, niente sembrava rallentare Joe. Procedevamo a zigzag in mezzo a quel traffico umano come una moto che si sposta tra le corsie a traffico lento sulle strade di Los Angeles.

Alla fine della giornata la Eighth Avenue, tra la 42esima e la 59esima strada, dove inizia Central Park, era un luogo animato. La carreggiata era affollata di auto, autobus, taxi e camion di tutte le dimensioni. Nell'ora di punta anche i marciapiedi erano intasati di gente che tornava a casa dal lavoro o si dirigeva da qualche parte per la serata. Alcuni andavano a lavorare, essendo questa la città che non dorme mai. Persone affamate, assetate, impazienti, che serpeggiavano continuamente per prendere la corsia più veloce. Gli autisti pigiavano sui loro clacson senza una ragione apparente, se non che quello era il modo newyorkese di comunicare. Quando era il momento di attraversare la strada, Joe proseguiva imperterrito nonostante il semaforo rosso, nonostante il traffico. Le auto non potevano fare altro che fermarsi per lasciarlo passare. Ero troppo timido per chiedergli di rallentare o di rispettare i semafori. Come Mosè nel Mar Rosso, Joe avanzava, e il resto di New York lo lasciava passare.

All'inizio mi faceva paura. Gli stavo attaccato al braccio, ma saltellavo come un matto cercando di tenere il suo passo. Dopo un po' mi rilassai, mi adattai al suo ritmo, ignorando i pericoli e gli occasionali rimproveri di qualcuno che avevamo spintonato, superato tagliandogli la strada, o offeso in qualche altro modo. Qualcuno gli gridava in perfetto stile newyorkese: "Ehi, vecchio, dov'è l'incendio, amico mio?". Ignorava i commenti. La gente ci fissava non solo per il modo in cui Joe era vestito, ma anche perché era inusuale vedere due uomini a braccetto. Con Joe, non aveva senso essere rispettosi o educati. Non lo era neanche lui, e su un marciapiede affollato di New York le buone maniere non funzionano. Si adattava al suo ambiente, faceva la sua passeggiata, faceva un po' di esercizio fisico e quello che pensava non era importante. Manteneva il suo ritmo ideale senza disturbare nessuno, a parte ogni tanto, per un breve momento. Una lezione di cui avevo bisogno.

Era durante queste passeggiate che Joe parlava, quasi sempre di qualcosa legato a Contrology. Mentre camminavamo, correggeva la mia postura e il mio modo di camminare. Mi diceva di tenere le spalle indietro, "ma non alzate". E il mento basso, "ma non cadente". E poiché eravamo a braccetto, con la sua mano appoggiata sul mio polso, aveva il pieno controllo della nostra andatura e mi costringeva a camminare in modo regolare. Mi sembrava di essere su un tapis roulant alle prese con un test da sforzo cardiaco.

Non soltanto aggiustava la mia postura mentre camminavo, ma aveva commenti da fare su tutti quelli che passavano. Per Joe, le persone che si incontravano sui marciapiedi di New York erano tutte esemplari di corpi non curati e di cattive abitudini fisiche. Tutti avevano bisogno di qualche correzione, e Contrology li avrebbe potuti sistemare in un battibaleno.

"Vedi quella signora laggiù? Ha la testa inclinata, e questo succede perché fa un passo più lungo con una gamba, il che le fa spingere l'anca in avanti e questo le impone di inclinare la testa per mantenere l'equilibrio.

Un giorno probabilmente avrà mal di schiena. E allora andrà da un medico che le dirà che ha la spina dorsale incurvata, le venderà un tutore e le farà pagare un conto salato. Due settimane con me sul Reformer e sulla Cadillac, e il mal di schiena sarà sparito, e quando camminerà terrà di nuovo la testa dritta".

Un'altra volta disse: "Quell'uomo laggiù deve essere un parrucchiere, o un giocatore di golf, o un dentista, perché oscilla un braccio in modo molto sciolto, mentre l'altro pende come se fosse affaticato. Un giorno la sua spalla comincerà a irrigidirsi e a fargli male, e allora andrà da un dottore che gli darà delle pillole costose. Prenderà le pillole e il dolore andrà via per un po'. Prenderà altre pillole e il suo stomaco gli darà problemi e chissà cos'altro gli succederà. Se andasse in palestra ogni giorno per due settimane potrebbe sistemare la spalla, potrebbe imparare a oscillare entrambe le braccia nello stesso modo, e poi basterebbe andarci due volte a settimana per continuare a stare bene. Niente dottori, niente pillole, niente dolori. Molto semplice".

Più Joe camminava veloce, e più si animava. E più si animava, più si sfogava. Nel profondo, Joe era un uomo arrabbiato. Era arrabbiato con il mondo perché non riconosceva la grande scoperta che era Contrology. Era arrabbiato con i medici perché non consideravano Contrology la cura più efficace. Semplicemente non riusciva a capire, e tanto meno ad accettare, che chi professava di conoscere il corpo umano ed era impegnato a prendersene cura non riconoscesse immediatamente che l'esercizio fisico, e in particolare il suo programma di esercizi, era la panacea di tutti i mali.

Joe non accettava di non poter cambiare il mondo. Era convinto di avere scoperto la fonte dell'eterna giovinezza e pensava che il mondo ne sarebbe potuto venire immediatamente a conoscenza attraverso qualche forza mistica. Ma mentre Joe era in vita, solo pochissime persone conoscevano Contrology, e dubito che qualcuno di loro abbia rinunciato al proprio medico.

Joe, quando passeggiava con me, era molto più loquace che a casa sua con Clara. Nonostante non fosse incline a parlare di sé, la sua visione della vita trapelava comunque. Uno degli argomenti che trattava quando era lontano da Clara era il sesso. Un pomeriggio, vide una donna avvenente,

forse una prostituta, procedere nella nostra direzione lungo la Eighth
Avenue. "Sai, il sesso è importante tanto quanto fare Contrology", disse.

Me lo ricordo distintamente, perché il fatto che Joe riconoscesse che
qualcosa fosse tanto importante quanto Contrology era una sorpresa.
Continuò a sviluppare la sua tesi.

"Fin dal primo giorno, l'uomo ha dovuto usare il suo fisico per
sopravvivere, e dal secondo giorno ha dovuto fare sesso", continuò. "Ora
ti rivelerò il mio segreto. Un giorno ho pensato che se riuscissi a rendere
l'esercizio fisico divertente come il sesso, tutti lo praticherebbero spesso. E
poi il mondo sarebbe un posto più sano e più felice. Chi vorrebbe andare in
guerra potendo stare a casa a godersi il sesso e l'esercizio fisico? Nessuno!
Ma nessuno riesce a far sì che l'esercizio fisico sia divertente come il
sesso. Così, e questo resti fra noi, molti dei miei esercizi sono simili ai
movimenti che si fanno durante il sesso. Questo ha due conseguenze:
induce il corpo a muoversi naturalmente e fluidamente come se stesse
facendo sesso, e rafforza i muscoli giusti, quindi migliora la vita sessuale".

Cercai di evitare che questa sorprendente rivelazione modificasse la
mia andatura, ma sono sicuro di avere vacillato. Poi borbottai, facendo del
mio meglio per mantenere il mio tono di voce calmo e asettico: "E quindi,
come ha fatto a rendere gli esercizi simili al sesso?".

"Fin da quando ero un giovane pugile, avevo molte conoscenze sul
corpo e potevo sentire i miei muscoli lavorare a ogni movimento, così
ho progettato gli esercizi per usare tutti i muscoli, e allungarli, e ho
utilizzato gli stessi movimenti che si fanno quando si fa sesso. Una volta
che cominciano a divertirsi a fare i miei esercizi, come hai fatto tu, le
mogli spingono i loro mariti a frequentare le lezioni, così come ha fatto
tua madre. E i mariti spingono le mogli, come dovresti fare tu. Contrology
migliora le prestazioni, la resistenza, e più di tutto, fa desiderare di più il
sesso, il che è una buona cosa".

Utilizzare "i movimenti che si fanno quando si fa sesso" suonava
plausibile. Gli chiesi quando aveva progettato questi esercizi a sfondo
sessuale. Mi ignorò completamente e continuò.

"Quindi, Contrology rafforza il corpo e lo fa funzionare bene per il
sesso. E il sesso rende le persone felici e più sane. Questa è parte della

spiegazione. Non ne parlo mai con nessuno, ma pensavo che tutti si accorgessero di quante posizioni sessuali ci sono negli esercizi. Nessuno mi ha mai detto una parola a riguardo. Nessuno mi ha mai detto che gli esercizi hanno migliorato la loro vita sessuale. Le persone sono riservate riguardo alla loro vita sessuale, quindi evito di pubblicizzare questo aspetto. Ne beneficiano inconsapevolmente. Pensa solo a tutti gli esercizi".

Ero ancora a fianco di Joe, mi sforzavo di tenere il passo, mentre ero completamente concentrato su quello che stavo sentendo, e provavo un certo disagio. Joe continuò. Questa, pensai, era la saggezza di un anziano.

"John, pensa solo alle posizioni delle donne mentre fanno gli esercizi. Molti degli esercizi sono sulla schiena, con le gambe in aria, divaricate. Ti piace quella posizione, vero? La cosa migliore è che rinforzano l'addome, ma imparano allo stesso tempo a controllare le gambe e rafforzano i muscoli più importanti del corpo e delle parti sessuali. Altre volte sono sedute, a volte a cavallo del box, e attivano l'interno delle cosce e muovono il bacino avanti e indietro. Come se stessero cavalcando al piccolo galoppo. E pensa all'effetto di questi esercizi sul seno".

Joe citò il Magic Circle, uno dei suoi tanti piccoli attrezzi portatili. Si tratta di un aggeggio circolare di una trentina di centimetri di diametro fatto di strisce d'acciaio simili a piccoli cerchi da barile, con due blocchetti di legno come impugnature, ai due lati opposti della circonferenza. Ancora oggi è un attrezzo molto utilizzato. Joe era inarrestabile. "Uso il Magic Circle soprattutto per le donne. Glielo metto tra le ginocchia o le caviglie, e dico loro di stringere. A volte, glielo faccio tenere davanti a sé, e lo devono stringere. Ogni tanto mi chiedono perché l'ho chiamato 'magico' e io rispondo che è per il suo effetto magico su cosce e seno. Ma vuoi sapere la vera ragione per cui l'ho chiamato così? È per la magia che accade quando fanno sesso. La loro stretta è così forte da far esclamare al marito: 'Wow, è stato magico'".

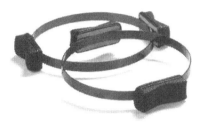

Il Magic Circle di Joe.

Stavamo camminando velocemente, e ci eravamo allontanati dall'appartamento. Pensavo che Joe mi avrebbe suggerito di tornare indietro, dandomi un po' di tempo per riflettere su queste cose. Tornammo indietro, ma Joe era agitato. "Ora, John, pensa al tuo caso. La tua vita sessuale è migliorata? Dimmi la verità".

Nonostante il mio disagio, ero sorpreso che Joe avesse percepito che c'era qualcosa che mi disturbava, a cui non volevo pensare, e di cui non parlavo mai. Esitai. "La mia vita sessuale non è migliorata, ma non per mancanza di esercizi adeguati. E non è destinata a migliorare. Andava male prima che venissi da te, e continua ad andare male. Nella mia vita sono migliorate molte cose, ma di certo non la mia vita sessuale".

"Perché va male? Tua moglie ha qualche problema?" mi chiese. Gli spiegai che io e mia moglie non andavamo d'accordo. Avevamo obiettivi diversi, ambizioni diverse, valori diversi. A lei non piacevano i miei e a me non piacevano i suoi. Non sopportavo che continuasse a comprare vestiti, a comportarsi da scalatrice sociale, che mi assillasse perché acquistassi una Mercedes, quando a New York non c'era alcun bisogno di avere una macchina. "E ci sono molte cose di me che non piacciono a lei. Non piacciono neanche a me in effetti. Bevo troppo quando esco e divento insopportabile. Non la difendo quando mia madre la tratta male. Dice che sono un mammone viziato. Mi infastidisco quando devo occuparmi di qualcosa o prendermi cura di lei. Quando facciamo sesso, io sono pieno di rabbia, lei si considera un privilegio di cui non so riconoscere il valore. È terribile!".

Quella fu la prima volta in assoluto in cui rivelavo a qualcuno la parte più sconvolgente e intima della mia vita.

Joe disse: "Ok, il sesso con tua moglie non va bene, quindi fai sesso con un'altra, cerca di sentirti uomo, di sentirti bene, e forse non sarai più così arrabbiato e incattivito con tua moglie. Non sarai il primo ragazzo che conosco, ma nemmeno la prima donna, che migliora la sua vita a casa migliorando la sua vita fuori casa. Nella maggior parte dei casi è un aiuto, in altri la rovina. Ma è meglio scoprirlo, e poi eventualmente soffrire. Odio la sofferenza".

***

Per me era importante che la persona che inconsciamente consideravo un salvatore avesse espresso quei due concetti: che non soltanto era un bene fare sesso al di fuori del matrimonio, ma che se il sesso a casa non funzionava, allora le esperienze extraconiugali erano effettivamente necessarie; e, in secondo luogo, che c'erano tante donne che volevano fare sesso solo per il gusto di farlo. Lo sapevo, ma esitavo a farmi coinvolgere, perché ero molto preoccupato di non riuscire a trovare una via di fuga. Con quella che sembrava quasi una prescrizione medica, la mia routine quotidiana cambiò improvvisamente. La forza che mi spingeva ad andare in palestra la mattina presto tre volte alla settimana si spostava sempre di più verso un orario in cui poteva essere presente una di queste donne intenzionate a fare sesso per divertimento. Con la benedizione di Joe, l'uomo che controllava il mio corpo, la mia vita cambiò in maniera definitiva.

A volte Joe parlava di come Contrology potenziasse anche le capacità sessuali maschili. Si riferiva a Hundred, un esercizio di pompaggio; a Coordination, che richiedeva di fare una cosa con una parte del corpo e qualcosa di completamente diverso con un'altra; a Short e Long Spine, che scioglievano la zona lombare, conferendo (come diceva lui) una spinta più potente, come se un uomo fosse un pistone idraulico. Joe diceva di non aver mai sentito che nessuno dei suoi allievi si fosse tirato indietro mentre faceva sesso, o che avesse avuto un attacco di cuore come il governatore

Nelson Rockefeller. Joe diceva che se si riesce a portare a termine una serie di esercizi di Contrology, si è pronti per l'attività a letto. Ma sosteneva che il sesso orizzontale fosse più sicuro per il cuore di quello verticale. Proprio come il riscaldamento sul Reformer, stare sdraiati era molto meglio per il cuore. Chi avrebbe mai detto che salire sul Reformer per allenare le gambe equivalesse a un preliminare?

Ricordo che durante un'altra passeggiata Joe mi parlò di come il sesso aiutasse il corpo e la mente. Sosteneva di essere in grado di capire immediatamente, da come una persona usava il suo corpo, se aveva fatto sesso di recente e quanto le era piaciuto. Questo era sicuramente un pensiero spaventoso: il fatto di realizzare quanto Joe sapesse di me e di molti altri. Sosteneva che il sesso, come base dell'esistenza, rilasciasse qualcosa nel corpo in grado di rilassare profondamente i muscoli, permettendo di fare sesso più di una volta. Era assolutamente convinto di poter distinguere a prima vista se una persona aveva una vita sessuale soddisfacente, soprattutto se si trattava di una donna. Parlava del sesso nello stesso modo in cui parlava dell'esercizio fisico, ma in questo caso il sesso andava di pari passo con Contrology. Provavo a immaginare Joe mentre faceva sesso con una serie di clienti intorno sulle quali avevo certamente fantasticato anch'io, ma non ci sono mai riuscito.

Passeggiare lungo il viale, o, più precisamente, affannarsi lungo il viale con Joe, non mi permetteva solo di fare esercizio, di sentire una lezione su come camminare e stare in posizione eretta o su Contrology, ma mi permetteva soprattutto di avere accesso alla mente di un uomo che trattava alcuni dei corpi femminili più belli al mondo. Non colsi mai nemmeno il minimo accenno di un atteggiamento malizioso o inopportuno nel modo in cui gestiva o trattava le persone. Era concentrato sul suo lavoro. Di cosa facesse dopo il lavoro, o di cosa avesse fatto nel corso degli anni, non avevo idea. Joe per me negli anni '60 era certamente una boccata d'aria fresca. E assolutamente liberatorio. Lentamente le catene di un'educazione "corretta" si stavano allentando. E, ancora più rapidamente, si stava stringendo il mio legame con Joe e con il Pilates. E sapevo che Joe percepiva questi cambiamenti in me.

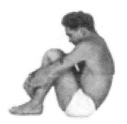

CAPITOLO 4

Un'inverosimile profezia

La mattina presto del 6 ottobre 1967, Clara mi chiamò dicendomi che Joe era al pronto soccorso del Lenox Hill Hospital. Mi chiese di raggiungerli il prima possibile. "Io e Joe abbiamo bisogno di te".

"Certamente", risposi. "Sarò lì tra circa quindici minuti".

Volevo partire, ma lei continuò a parlare, cosa alquanto insolita per lei, visto che né lei, né Joe erano mai a proprio agio al telefono, e ancora meno poteva esserlo dall'infermeria di un ospedale. "Questo posto è un manicomio e Joe è un paziente molto difficile, ma gli hanno dato dei farmaci per calmarlo. Penso che si riprenderà". Non feci domande.

Mi aveva chiamato perché negli ultimi anni ero diventato quasi un membro della famiglia, e Clara non sapeva chi altro chiamare. Aveva bisogno di aiuto e poteva contare su di me, newyorkese dalla nascita. Se Clara fosse stata la malata al posto di Joe, lui, ne sono sicuro, non avrebbe chiamato nessuno, forse nemmeno il numero di emergenza. E se lo avesse chiamato, avrebbero dovuto sedare Joe nonostante non fosse lui il paziente, per poter portare Clara in ospedale. Joe odiava i medici, odiava la medicina, e se è vero che tutti odiano gli ospedali, lui li odiava di più.

Quando finalmente trovai la stanzetta, più simile a una stalla per cavalli, dove Joseph Pilates era stato portato in ambulanza meno di un'ora prima, scorsi Clara schiacciata in un angolo dietro la tenda che proteggeva Joe dalla confusione che c'era tutto intorno. La si intravedeva appena. Un mare di persone vestite di bianco aleggiavano su Joe, e parlavano tra loro come se lui non fosse presente... e in un certo senso non lo era. Le sue assistenti (tutte donne) che indossavano berretti bianchi inamidati, le infermiere, regolavano tubi di plastica, piazzavano sensori di monitoraggio e iniettavano farmaci attraverso la flebo. Quelli senza berretto e con lo stetoscopio appeso al collo (tutti uomini) controllavano Joe e impartivano pacate istruzioni alle infermiere con voci basse e criptiche. I medici e le infermiere su entrambi i lati del letto erano totalmente occupati a maneggiare aghi, tubi, maschere, bracciali, sacchetti di fluidi. Annuivano; scrivevano delle note sulle lavagne. Il ritmo era concitato, ma non frenetico.

Quando riuscii a intravedere il viso di Joe attraverso un muro di medici e infermieri, non mi sembrò messo troppo male per essere un uomo di ottantaquattro anni disteso su un letto d'ospedale. Aveva un bel colorito, nonostante la fredda illuminazione al neon. Aveva gli occhi aperti. Ma non c'era dubbio che fosse malato. Le braccia legate al letto gli permettevano qualche movimento, ma non abbastanza da poter rimuovere le flebo che alimentavano il suo corpo. Anche le gambe erano legate in modo simile. Aveva tubi di ossigeno agganciati alle orecchie e infilati nelle narici. Erano fissati alle tempie con il nastro adesivo. I capelli erano un disastro. Con l'occhio buono, sempre così difficile da guardare, scrutava furtivamente tutto attorno come se cercasse di capire cosa stesse succedendo, senza riuscirci.

Clara mi afferrò la mano quando mi affacciai dalla tenda e mi trascinò ai piedi del letto, in modo che Joe potesse vedermi.

"Salve, John", un saluto molto ovattato gli uscì di bocca in tono sommesso e con il suo consueto accento tedesco. Quel sussurro era tutto ciò che Joseph Hubertus Pilates era in grado di fare.

Clara si poteva insinuare ovunque, ma per me, con tutto il personale presente, non c'era spazio sufficiente. Dopo un breve sguardo a Joe, dovemmo allontanarci. Io e Clara camminavamo avanti e indietro fuori dalla stanza, in stato di shock, mentre i medici e le infermiere facevano il loro lavoro. Non poteva essere vero! Joseph Pilates, l'ottantenne più in forma del mondo, era lì, impotente. Il giorno prima aveva insegnato Contrology per tutto il giorno; oggi era disteso in un letto di pronto soccorso, e respirava ossigeno da una bombola.

"Per la prima volta da quarant'anni a questa parte, questa mattina Joe non è riuscito ad alzarsi dal letto", mi disse Clara con molta calma. "Si lamentava che gli mancava l'aria, ma insisteva nel dire che se si fosse sdraiato e avesse liberato i polmoni con espirazioni profonde, usando le molle e gli altri arnesi attaccati al suo V-Bed per spingere fuori l'aria, sarebbe stato di nuovo bene".

Clara continuò: "Ha cercato di afferrare qualcosa dietro di lui, la barra di legno attaccata al letto con le molle lunghe, ma non riusciva a portarla davanti a sé. Era così debole. Ansimava e respirava affannosamente come se stesse annegando". Clara mi disse che non appena Joe si era addormentato, lei aveva chiamato i soccorsi. Aveva dato di matto quando ci aveva provato, poco prima. Appena arrivati i soccorsi, gli avevano messo una maschera di ossigeno sul viso. Joe era molto debole. Anche dopo averlo fatto riprendere con l'ossigeno, quando aveva cercato di alzarsi dal letto era subito ricaduto all'indietro.

Clara continuò: "L'hanno immobilizzato e gli hanno infilato un ago nel braccio. Poi l'hanno legato su una barella e l'hanno portato in ascensore e poi lo hanno caricato in ambulanza. Joe ha gridato e protestato per tutto il tempo in ascensore, sulla Eighth Avenue e dentro l'ambulanza. L'ho seguito. Joe urlava così forte che la gente apriva le finestre degli appartamenti affacciati sulla strada. Poi l'ambulanza è partita e uno degli infermieri mi ha detto di prendere un taxi per il Lenox Hill Hospital".

Dissi a Clara che lo consideravo un ottimo ospedale e che per combinazione era il posto dove ero nato.

**

Mentre Clara mi dava le ultime informazioni, le infermiere e i medici uscirono dalla stanza di Joe in fila indiana. Dovevano passare all'emergenza successiva. Un medico si staccò dallo sciame bianco e si avvicinò a me e Clara nel corridoio. Il dottore era giovane, molto serio ed estremamente chiaro. Parlava con un tono e una cadenza uniforme, probabilmente quello era il modo in cui era stato istruito a gestire il caos del suo lavoro e l'ansia dei familiari. Osservò che il paziente (non sapeva chi fosse) stava riposando tranquillamente e si era stabilizzato.

Questo era tutt'altro che sufficiente per me. "Qual è la causa di tutto questo?". Il medico disse che la funzione polmonare di Joe era cronicamente compromessa e che aveva la polmonite.

"Dottore, qual è la prognosi?". Insistetti, pensando che l'uso di un termine quasi medico potesse scioglierlo. Non fu così.

Abbassò lo sguardo distogliendolo da me e da Clara e disse: "Gli stiamo dando antibiotici per via endovenosa, manteniamo alti i livelli dei liquidi, gli somministriamo ossigeno, cerchiamo di tenerlo calmo – compito non facile nel suo caso – e monitoriamo tutti i suoi parametri vitali, che al momento sono stabili e soddisfacenti".

Alzò lo sguardo, come se fosse imbarazzato. Il suo viso si distese. Sottolineò che Joe non sarebbe stato mandato nell'unità di terapia intensiva e sarebbe stato segnato come "paziente polmonare".

Mi informai sulla diagnosi.

Il medico disse: "Polmonite, complicata da enfisema. I suoi polmoni sono danneggiati". Mi guardò dritto in faccia. "Il paziente è un uomo forte, un combattente, e questo è sempre un buon segno". Avevo qualche dubbio. Clara lo ringraziò.

Ripensando a quel momento, è dolorosamente chiaro che, data l'età di Joe e la minaccia rappresentata da una combinazione fatale di problematiche polmonari, i medici dovevano sapere che stava per andarsene. Eppure, nessuno chiese della famiglia, né suggerì di contattare qualcuno. Forse questo aspetto era stato trattato con Clara all'accettazione. Mi domando se i medici del pronto soccorso si sentano mai a proprio agio nel dare cattive notizie. Io, come avvocato, non lo sono mai stato.

Mi trattenni per un po', soprattutto per Clara, per la quale avevano trovato una sedia pieghevole. Nonostante fosse metà mattina, mi sentivo le gambe deboli, e quindi mi appoggiai al muro all'esterno della stanza provvisoria di Joe. Clara era calma e tranquilla un minuto, poi diventava improvvisamente nervosa e incoerente il minuto dopo, probabilmente per lo stress di avere portato Joe in ospedale. Joe dormiva. Avevo una riunione in ufficio e fui costretto a lasciare l'ospedale, sentendomi in colpa, triste e preoccupato. Clara aveva programmato di rimanere tutto il giorno, e speravo che potesse riposare un po' quando Joe fosse stato sistemato in una stanza singola. Le dissi che mi sarei fatto risentire più tardi.

Verso le sei di sera, lasciai l'ufficio e presi la metropolitana per Lexington Avenue per tornare in ospedale. Alla reception mi dissero dov'era Joe e raggiunsi la sua stanza. Clara se n'era andata da poco. Quando entrai, Joe non era in grado di alzare lo sguardo. Completamente ossigenato, idratato e senza dubbio sedato, ora sembrava in ottima salute, con i folti capelli bianchi spettinati e l'occhio buono luminoso e di un azzurro penetrante.

Notai che Joe era concentrato sull'espansione del suo petto. Si sforzava sotto il lenzuolo ben piegato. Joe aveva uno strano osso in mezzo al petto che poteva sollevare a comando, come la valvola di sicurezza di una pentola a pressione. Era orgoglioso di quel trucchetto, che gli serviva per dimostrare ai potenziali clienti il suo notevole controllo muscolare. Ero rimasto decisamente impressionato quando me lo aveva mostrato per la prima volta. Ma in quel caso non era lui a farlo sporgere, era un altro tipo di pressione.

Anni dopo venni a sapere che l'osso sporgente era conseguenza del rachitismo, una patologia chiamata "rosario rachitico". Il rachitismo infantile – dovuto alla carenza di vitamina D, che influenza la calcificazione delle ossa – era comune nei bambini di città all'epoca dell'infanzia di Joe. Aveva anche altri sintomi tipici di quella condizione: le gambe arcuate, per esempio, e la testa sovradimensionata. Joe non ha mai parlato di rachitismo e forse non sapeva nemmeno di averne sofferto. Affermava di avere iniziato a sviluppare il suo programma di esercizi in giovane età perché aveva l'asma, che aveva poi superato.

Nonostante le difficoltà di respirazione, il bel colorito di Joe lasciava pensare che c'era in lui ancora vita, ma solo se si riusciva a spingere lo sguardo oltre i tubi di plastica, i connettori, le valvole e gli aghi che aveva infilati nelle braccia e nei polsi; le sacche di plastica appese alle varie stanghe che lasciavano gocciolare farmaci nelle sue vene; e la cannula di ossigeno infilata nel naso, attaccata al suo viso con il nastro adesivo. Aveva ancora le braccia legate.

Mi sedetti sulla sedia rigida al lato del suo letto e misi la mia mano sulla sua. Diede un'occhiata di lato come per vedere se ero un amico o un nemico. Annuì e tenne la sua mano sotto la mia.

Gli chiesi se voleva che gli leggessi qualcosa. "Sai un po' di tedesco?".

Quando scossi la testa in segno negativo, mi disse di non preoccuparmi. "Un po' di TV?".

"Mai", disse lui.

Restammo in silenzio. Era troppo sedato, o troppo stanco, o troppo debole per parlare, e non era molto interessato ad ascoltarmi. Non gli importava delle World Series, né di qualsiasi altro sport. Le proteste per il coinvolgimento americano nella guerra del Vietnam erano una grande notizia, ma a lui non interessavano le proteste, né la politica che ci stava dietro. Il presidente Lyndon Johnson aveva da poco commesso un suicidio politico in un discorso molto seguito, intensificando il coinvolgimento degli Stati Uniti nella guerra del Vietnam. Joe non era a conoscenza del discorso e di quella controversia, forse neanche della guerra. Nel corso degli anni passati con Joe non ho mai trovato un argomento di conversazione che non fosse collegato a Contrology. I lunghi silenzi erano frequenti e andava bene così. Non era ostile o scortese: semplicemente non aveva voglia di parlare o di ascoltare.

Nonostante il silenzio, avevo la sensazione che fosse importante essere in quella stanza. Joe aveva bisogno di compagnia; Clara aveva bisogno di sapere che poteva allontanarsi. Così andavo a trovarlo ogni giorno, di solito una volta al mattino presto e poi più tardi la sera. Non migliorava, e questo aspetto, unito al silenzio, rendeva le visite cupe e spiacevoli. Stavo semplicemente lì, di sicuro non a divertirmi, né a distrarmi. Se la mia presenza avesse un senso per Joe, non lo saprò mai. So che aveva un senso per me.

Durante le mie visite, mi sedevo lì a guardare le attrezzature e ad ascoltare i bip, i cinguettii, i ronzii e i suoni provenienti dalla tecnologia che monitorava Joe. Guardavo, tanto per distrarmi, i grafici colorati dei suoi parametri vitali, ossigeno, battito cardiaco e pressione sanguigna. Joe era improvvisamente diventato un oggetto misurabile. Alla mia seconda o terza visita, non aveva più la cannula dell'ossigeno nel naso e al suo posto c'era una tenda di plastica trasparente sopra il letto, sostenuta da pali di acciaio lucido. La tenda non soltanto era sinistra, ma isolava Joe e ostacolava le poche possibilità di comunicazione tra noi. La tenda era di gran lunga la parte più inquietante della stanza, ma dopo un po' finii per abituarmici. Dopo circa un'ora con la mia mano sulla sua, Joe cadde in un sonno profondo, e io me ne andai.

Passai per una visita domenica mattina, 8 ottobre, sperando di scambiare due parole con Joe e forse con qualcuno dello staff che potesse darmi qualche informazione. Domenica voleva dire scarso personale medico e molte visite da parte di familiari ben vestiti che giravano per i corridoi, portando scatole di cioccolato di nascosto e fiori colorati. Solo un'infermiera era presente per rispondere alle mie domande. Eluse tutti i miei tentativi di ottenere un'indicazione su cosa ci si poteva aspettare che accadesse. L'infermiera era allenata a schivare le domande ricorrendo al mantra: "Deve parlare con il medico". Non ero un familiare e lei non poteva dire altro. Joe non era molto cambiato dal giorno prima, ma certamente non era peggiorato.

Quando feci ritorno in ospedale quella sera, percepii una differenza rispetto alla mattina. Clara se ne era appena andata. Joe era nella solita posizione sotto la tenda a ossigeno, ed era tutto pieno di tubi; l'attrezzatura nella stanza sembrava la stessa, ma la sensazione era diversa, era come se ci fosse un odore diverso. Joe si stava spegnendo.

Mi sedetti accanto al letto su una sedia di plastica, a un angolo di quarantacinque gradi rispetto all'uomo con cui avevo studiato, camminato, cenato e che avevo ascoltato negli ultimi quattro anni. Infilai la mano sotto il bordo della tenda dell'ossigeno e la misi sopra quella di Joe. Dormiva.

Nella mia visita precedente, quella mattina, mi era sembrato più animato e un po' irrequieto. Quando arrivai quella sera, l'infermiera era nella stanza, e mi disse che Joe per la prima volta aveva rifiutato il cibo. Mi disse anche che il medico che lo aveva in cura era contrario all'idea di nutrirlo per via endovenosa.

Joe era più pallido di quanto fosse stato la mattina, e il suo respiro, anche se regolare, era più debole e più lento; mi sembrò di percepire una certa disperazione durante l'inspirazione. Quando si svegliò, girò la testa verso di me, mi riconobbe, borbottò qualcosa e girò di nuovo il viso rivolgendolo verso l'alto. Aveva gli occhi chiusi e mi aspettavo che si appisolasse. Ma non lo fece. Incominciò a parlare come a un pubblico invisibile, nonostante io fossi lì con lui. Sembrava troppo stanco, sedato, o debole per avere energia per parlare, ma questo non lo fermava.

Non riuscivo a capire se la conversazione si rivolgesse a me o a qualcun altro. Forse a nessuno. Quando inspirava, molto faticosamente, non riusciva a parlare, e quando parlava, gli mancava il respiro. Le parole gli uscivano di bocca con difficoltà, in un tono insolitamente sommesso e con un vibrato spaventoso. Le parole che riusciva a far uscire a raffiche dopo ogni boccata d'aria, erano chiare e distinte. Ascoltai. Speravo che sentisse la mia mano e si rendesse conto che ero lì. Ero preoccupato per lo sforzo e per l'energia che aveva chiamato a raccolta per riuscire a parlare, ma non c'era modo di fermarlo. La mia sensazione era che una forza dentro di lui lo costringeva a parlare, a esprimersi e a liberarsi da qualche cruccio interiore.

L'argomento era come sempre Contrology. Questa volta, parlava del perché non avesse preso piede. Secondo lui, era "solo questione di tempo", Contrology era la disciplina perfetta, la gente avrebbe capito che si meritava di sopravvivere nel mondo moderno. "Sono arrivato con quarant'anni di anticipo. Il mondo recupererà". Come sempre, ottimista. Ci credeva. Un pensiero tenero.

Mi sedetti di fronte a lui, facendo del mio meglio per fargli sapere con enfatici cenni di consenso che lo ascoltavo e che ero d'accordo, sebbene non lo fossi. Ogni tanto gli davo un colpetto sulla mano. C'è voluta molta della sua preziosa energia per liberarsi di questo peso, ma con Joe Pilates non c'era modo di distoglierlo o di fargli cambiare idea. Non avevo mai sentito la motivazione dei "quarant'anni di anticipo" per giustificare la mancata diffusione di Contrology. Non potevo pensare che Contrology potesse continuare senza Joe. Faceva fatica a sopravvivere anche durante la sua dominante presenza evangelizzatrice. Ma mentre scrivo oggi, a quanto pare la previsione di Joe era corretta. Decine di milioni di persone fanno Pilates.

Joe continuò il suo sproloquio. Le sue parole sembravano dettate dalla rabbia, forse dalla delusione per la mancata affermazione del mezzo di salvezza dell'uomo. Non avevo mai accettato che il Contrology potesse essere la panacea di tutti i mali. Avevo sempre ascoltato con attenzione, senza mai avere la tentazione di discutere con Joe. Avevo paura di contestare quello che diceva, perché non significava solo mettere in dubbio le sue affermazioni, bensì tutta la sua ragion d'essere: sarebbe stato come dubitare della fede religiosa di un devoto. Non era certamente il momento di farlo.

Non avevo mai avuto il coraggio di contraddire Joe quando diceva che si aspettava che il mondo abbracciasse il Contrology, anche se solo un numero ristretto di persone ne era a conoscenza. E avevo una domanda ricorrente sulle radici della fede di Joe. Voleva essere apprezzato come salvatore? Era propaganda commerciale? Stava cercando la celebrità? Oppure, come pensavo allora e come continuo a pensare, si preoccupava della salute delle persone? Forse, in fondo, dopo una vita così difficile e tumultuosa, aveva bisogno di una convalida: quella della comunità medica. Voleva che la comunità medica affermasse che la sua "cura" per le malattie del mondo era efficace e che, come suo creatore, meritava grande rispetto. Amava pensare che ci fosse bisogno di lui e voleva essere rispettato. Sicuramente sarebbe stato felice se il suo programma avesse ottenuto un'accettazione di massa. Anche senza questa accettazione, un'approvazione professionale a sostegno del suo lavoro sarebbe bastata.

Se non fossi stato un suo allievo entusiasta, se non avessi sentito prima queste parole, e se non avessi già fatto i conti con le conferenze improvvisate di Joe Pilates come frutto del lavoro di un uomo appassionato, ossessionato dal suo lavoro, avrei pensato che stesse scivolando nel delirio. Diceva: "I medici rifiutano il mio sistema perché sanno che funzionerà e li escluderà dal business. Niente malattie, niente pazienti, niente soldi" e sembrava esserne sinceramente convinto. Penso che provasse una rabbia cieca verso la comunità medica più che verso chiunque altro per l'indifferenza con cui veniva trattato.

"Joe, forse è anche perché a loro piace fare gli eroi", gli dissi. "Rilassati, smetti di parlare e risparmia le forze".

Ma come un giocattolo caricato a pile, andò avanti senza fermarsi. Joe parlava al soffitto della tenda a ossigeno. Parlò delle diverse lettere che aveva scritto al direttore generale della sanità statunitense, con il quale era entrato in contatto grazie a un cliente. Aveva promesso di poter aiutare il presidente Eisenhower a riprendersi completamente dal suo attacco di cuore. Non poteva credere che le sue lettere non avessero avuto risposta. Joe parlò del tentativo di presentare il suo metodo alle associazioni ortopediche di New York. Non fu mai invitato a fare una presentazione, il che lo mandava su tutte le furie. Mi disse che pregava i ballerini di danza classica che aveva aiutato, di raccontare la loro esperienza ai medici delle compagnie di danza e di radunare un pubblico per parlarne. Non se ne fece nulla. Insisteva nel dire, come un predicatore, che se tutti avessero praticato Contrology, non ci sarebbero state malattie, stress e guerre. L'umanità, secondo Joe, aveva un nuovo nemico: lo stress del mondo moderno. I medici non potevano porvi rimedio; lui sì. La rabbia di Joe gli faceva dire tutte quelle cose, un buon segno, anche se le parole erano smorzate dalle difficoltà respiratorie e attutite dalla tenda dell'ossigeno.

Lo conoscevo da quattro anni e avevo lavorato con lui, camminato con lui, mangiato con lui, e non era la prima volta che gli sentivo esprimere questi pensieri contro i medici. Ma questa volta era diverso, era come se la solita tiritera venisse letta da un suggeritore automatico difettoso. Parlò di come Contrology migliorasse il modo di mangiare, dormire, nuotare, e il lavoro, il sesso e lo sport, diversamente dalla medicina. Non che gli esercizi di Joe mi avessero guarito da tutti i mali fisici e psicologici, ma certamente avevano portato un miglioramento nella mia vita e per il mio fisico. E frequentare Joe mi aveva contagiato positivamente, dentro e fuori dalla sua palestra. Avevo un atteggiamento diverso e molto più positivo.

Continuò a sprecare preziose energie parlando. Sapevo di non poterlo fermare, e pensai che se si fosse liberato dalla sua frustrazione avrebbe potuto riposare. Continuò l'attacco nei confronti della comunità medica, "un mucchio di avide teste di legno che cercano solo di tenere la gente malata". Non riuscivo a immaginare dove trovasse l'aria e la forza per tirare fuori tutta questa rabbia.

A volte sussultava premendo contro le cinghie come se avesse bisogno delle mani e delle braccia per esprimersi. Normalmente, Joe lasciava penzolare le braccia quando parlava, alzandole solo per dare enfasi alle sue parole, quasi come un pugile che si prende gioco del suo avversario e poi lo colpisce: un diretto per la virgola, un montante per il punto, entrambi i pugni per il punto esclamativo. Si riposò per qualche minuto.

Ebbi un momento per riflettere su quello che aveva detto. Avevo appena finito di ricordare a me stesso che avrei dovuto continuare a ricoprire il ruolo di allievo al capezzale del maestro, quando Joe si rimise in moto, come un cellulare riattaccato alla presa, dopo che la batteria si era scaricata durante una chiamata. Questa volta un nuovo tema: la sua condizione attuale. Per quell'argomento ritrovò nuova energia.

Ricordo che disse: "Un mese di esercizi e tornerò quello di prima. Devo buttare fuori l'aria bloccata, in modo che i miei polmoni possano lavorare ancora. I miei esercizi sono perfetti per questo scopo. Ripulire l'aria sporca di New York, far entrare l'aria fresca di New York". Come se l'aria di New York, in particolare nel suo appartamento e nella sua palestra situati proprio sopra una fermata dell'autobus, potesse mai essere descritta come "fresca".

Mentre Joe parlava, immaginai di essere in palestra, con Joe chino su di me. Mi rividi eseguire molti dei suoi esercizi, che miravano a espandere il petto attraverso la flessibilità della gabbia toracica e il controllo del diaframma. Lo sentii ordinarmi di "soffiare fuori l'aria, fuori tutta". Amava l'espirazione. Era la colonna sonora della sua vita. Ma evidentemente Clara non gli aveva detto che la polmonite e il tessuto cicatriziale causato dall'enfisema non potevano essere guariti con l'esercizio fisico.

Mi vennero le lacrime agli occhi. Vederlo steso lì, così indifeso, battuto da una forza contro cui non poteva combattere, mi riempiva di dolore.

Diceva spesso: "Non sono mai stato malato per un solo giorno in tutta la mia vita". La sua impotenza nei confronti della malattia non si conciliava con i meriti che attribuiva a Contrology, e credo che se ne rendesse conto.

Il fatto stesso che Joe fosse ricoverato in ospedale era un'accusa nei confronti di Contrology. Ma Joe si difese attribuendo il suo stato di salute, ancora una volta, alla "bruciatura" dei polmoni avvenuta qualche anno prima, quando un incendio era scoppiato nel palazzo. Mi aveva raccontato quella storia diverse volte negli ultimi quattro anni. Ne parlava, come adesso, ogni volta che respirava con difficoltà o ansimava.

Intorno al 1962, poco prima che incominciassi a frequentarlo, una piastra rovente o un cablaggio difettoso avevano provocato un incendio in un appartamento sul retro o forse nel magazzino che si trovava sullo stesso piano di Joe e Clara. Il fumo usciva dalla facciata dell'edificio. Joe raccontava così la storia, quasi con le stesse parole ogni volta:

"I pompieri salirono sulla scala antincendio esterna dal lato della Eighth Avenue, forzarono le finestre della palestra e si precipitarono dentro. Quando videro tutta l'attrezzatura di legno, gran parte della quale si trovava sul loro percorso verso il retro dell'edificio, iniziarono a buttarla in strada anche se non c'erano fiamme lì vicino. Stavano gettando la mia vita, il mio lavoro, giù dalla finestra, distruggendo tutto. Così, afferrai una sbarra e presi a colpirli perché stessero lontani dalle mie macchine. Capirono che facevo sul serio, e che per farsi strada avrebbero dovuto buttare fuori anche me. Uno o due di loro mi aiutarono ad ammucchiare l'attrezzatura in modo che non intralciasse il percorso. Rimasi lì a fare la guardia. C'era un sacco di fumo denso e puzzolente, e io non avevo una maschera come loro".

Così era Joe: pronto a combattere, a sfidare anche i corpulenti e ben equipaggiati pompieri di New York, pronto a badare a se stesso e ad affrontare il mondo con le sue sole forze. Joe aveva inalato una grande quantità di fumo acre. La sua versione era che si era rifiutato di andare all'ospedale, ma altri riferirono che tossiva così forte che lo portarono in ambulanza al Roosevelt Hospital appena dietro l'angolo. Se ne andò poco dopo esserci arrivato, con o senza autorizzazione. Forse il pronto soccorso fu felice di lasciarlo andare, dato che era fuori controllo. Sapeva di aver danneggiato i suoi polmoni. Ciononostante, occasionalmente fumava un sigaro.

Qualunque cosa Joe sapesse sull'enfisema o sul tessuto cicatriziale dei polmoni, certamente non immaginava che fossero condizioni permanenti. Non molto tempo prima di quest'ultima emergenza, Joe mi aveva detto di aver sistemato i suoi polmoni. È possibile che avesse un legame speciale con il corpo umano, e in particolare con il suo, ma non era un apparecchio a raggi X. Non poteva vedere i suoi polmoni e non era particolarmente onesto con se stesso su come si sentiva. Ammiravo il suo ottimismo e mi tenevo i miei dubbi.

Il suo discorso alla fine si interruppe. Si era stancato e iniziò a scivolare nel sonno. Ma poi si scosse e sussurrò: "Un giorno tutti nel mondo conosceranno Contrology e lo praticheranno, e non avremo più bisogno di medici, né di ospedali". Detto questo, si appisolò. Me ne andai poco dopo. Anch'io ero stanco ed ero triste e provavo talmente tante emozioni contrastanti che mi sentivo stordito.

Fui l'ultima persona, oltre al personale sanitario, a vedere Joe ancora in vita. Le parole di speranza per il futuro di Contrology furono probabilmente le sue ultime parole. Così poco realistiche, pensai, ma così belle da pronunciare prima di morire.

E, come avremmo visto, così veritiere.

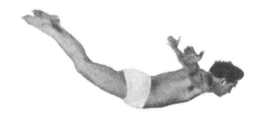

CAPITOLO 5

Fortunatamente, aveva dei discepoli

Per Joseph Hubertus Pilates la fine arrivò la mattina presto di lunedì 9 ottobre 1967, al termine di una vita difficile. Ciò che rimaneva di tutto quello che aveva imparato sulla struttura e il movimento del corpo umano e su come esercitarlo era depositato presso Clara, vari assistenti fedeli, alcuni insegnanti che aveva formato lui stesso, e un gruppo di una cinquantina di clienti regolari, compresi me e i miei genitori. C'erano fotografie, filmati e un libro, ma il maestro, l'unico che ne sapeva veramente qualcosa, l'unico in grado di trasformare le sue conoscenze dei movimenti del corpo umano in un programma di esercizi, l'unico era Joe. O così pensavamo.

Joe morì in solitudine con i suoi sogni irrealizzati, la sua scoperta poco apprezzata, la sua attività a malapena in piedi. Solo io e Clara, e forse pochi altri, eravamo stati con lui durante i suoi ultimi giorni, mentre giaceva quasi incosciente in un letto d'ospedale. Non ebbe né fama, né denaro, né discendenti. Eppure, ancora poco prima di esalare il suo ultimo affannoso respiro, era ottimista, grazie alla fede che nutriva nella sua disciplina. Oggi il suo nome è conosciuto in tutto il mondo, citato in televisione, nei film, nei romanzi e nelle riviste, persino a Broadway. Il suo sogno si è realizzato; la sua scoperta è amata e praticata ovunque, è il tema di centinaia di libri, DVD e monografie, ed è la base di attività imprenditoriali in quasi tutti i paesi del mondo.

Quel lunedì pomeriggio aiutai Clara a chiudere la palestra e a organizzare il funerale di Joe. Clara sapeva che Joe era un massone, così chiamammo i suoi confratelli e loro si occuparono dei preparativi. Appesi sulla porta della palestra un cartello scritto a mano che diceva che Joe era morto e che la palestra sarebbe rimasta chiusa per una settimana. Non chiamai gli assistenti, né i clienti. Clara aveva i loro numeri e disse che avrebbe chiamato l'assistente più anziano, John Winters, e che lui avrebbe avvertito gli altri. Abbiamo pubblicato un necrologio su tutti i giornali di New York, e a quei tempi ce n'erano parecchi. Ricevetti chiamate con la richiesta di informazioni sul funerale, e fornii i dettagli e il numero di telefono della loggia massonica di cui Joe era membro.

Poco dopo il funerale, che ebbe luogo nel 1967, Clara mi chiese di aiutarla con le scartoffie. Venne nel mio ufficio qualche giorno dopo, non con la sua solita divisa da infermiera, ma con gli abiti "per uscire". Lo stesso vestito che aveva indossato al funerale di Joe. Ero sempre un po' sorpreso nel vedere Clara vestita con abiti diversi da quelli da infermiera. Era un'evenienza rara. Venire in uno studio legale in centro, almeno per lei, era simile a una visita di Stato: vestirsi adeguatamente era un dovere. Era tutta in ghingheri: gonna e camicetta scura, collana, un cappellino con attaccato un finto velo elegantemente appuntato sui suoi capelli grigi corti e perfettamente pettinati, e delle scarpe di pelle marrone con i lacci. Aveva attraversato la città e poi il centro, a piedi e in autobus.

Nonostante il cambio radicale di abbigliamento, la signora nel mio ufficio era sempre Clara: la persona fragile, dall'aspetto di un'infermiera, che avevo visto per la prima volta in piedi alle spalle di Joe in palestra, diversi anni prima. Portava una borsa di Bloomingdale (non l'ho mai dimenticato: Bloomingdale era così agli antipodi di Clara!) oltre alla sua borsetta di pelle grigia, simile a quella della regina Elisabetta. Sul suo viso o nel suo comportamento non c'era alcuna indicazione del fatto che suo marito fosse appena deceduto. Lei e Joe erano maestri nel nascondere le emozioni. Potevo riconoscere dalla sua voce che era triste e molto spaventata, ma si trattava di affari e le emozioni non potevano mettersi di mezzo. Anch'io dovetti tenere a freno le mie.

Clara sparpagliò il contenuto della sua borsa sul tavolo da conferenza. Si trattava di una piccola pistola, una Walther PPK tedesca da 7,65 mm, carica (l'arma preferita dall'agente segreto 007 per le sue piccole dimensioni), una scatola di munizioni, una busta contenente 1.000 dollari in contanti, e due o tre lettere indirizzate a Joe con richieste di informazioni sulla licenza di Contrology. Questo era tutto. Fui preso alla sprovvista, ma immaginai che Clara non avesse idea di cosa comportasse la chiusura di una successione o che semplicemente non avesse portato con sé i documenti necessari. Presi un blocco e iniziai a compilare una lista, mentre le dicevo cosa mi serviva. Per prima cosa chiesi la dichiarazione dei redditi. Clara rispose che non ce n'erano. Chiesi come mai. Disse che Joe non aveva mai fatto una dichiarazione dei redditi. Erano vissuti negli Stati Uniti per quarantuno anni e non avevano mai presentato una dichiarazione dei redditi federale, statale o cittadina che fosse? Le chiesi se avessero avuto qualche problema, qualche indagine delle autorità?

La sua risposta fu: "No".

Proseguii. "Joe aveva un numero di previdenza sociale?" La sua risposta fu: "Non lo so".

A questo punto, sospettavo quale sarebbe stata la risposta a molte altre domande, ma dovevo continuare. Sollevai la penna dal blocco, pensando che non avevo bisogno della lista dei reati del mio cliente.

"E il certificato di matrimonio?"

"Non ci siamo mai sposati ufficialmente". La situazione si stava facendo pesante.

"Un conto in banca?"

"No".

"Dove mettevate i soldi dell'attività?"

"Li tenevamo nascosti".

"E gli assegni?"

"Non abbiamo mai accettato né assegni, né carte di credito, solo contanti".

"Quindi deduco che pagavate tutto in contanti?"

"Sì".

"E pagavate gli assistenti in contanti?"

"Sì".

"E l'assicurazione contro gli infortuni sul lavoro?"

"Che cos'è?"

"Avevate un contratto d'affitto per l'appartamento o per la palestra?"

"Anni fa, credo. Non ho documentazione a riguardo".

"La casa nel New Hampshire, a chi appartiene?"

"A un amico".

Infine, un'ultima domanda: "Clara, Joe è mai diventato cittadino americano?" Era un test. E lo superò. Sapeva che lo era diventato e confermò. Entrambi avevano il passaporto americano, nonostante non avessi mai visto quello di Joe. Non aveva alcun senso proseguire su questa strada.

Quello che Clara voleva da me, quello di cui aveva disperatamente bisogno ma che non poteva chiedermi, anche se ne era consapevole, non aveva niente a che fare con la proprietà. Se ci fossero stati dei beni, non me ne avrebbe parlato. Il problema era quello che sarebbe successo all'attività, e a lei. L'impensabile, l'inimmaginabile, era accaduto: Joe Pilates se n'era andato e lei c'era ancora. Non aveva famiglia, non aveva soldi. Aveva una volontà di ferro e i clienti della palestra che la amavano. Ripensandoci, Clara aveva disperatamente bisogno di aiuto e non di qualcuno che curiosasse sul passato di Joe.

Mi scusai e mi chiusi in bagno per qualche minuto, in modo da riflettere su quello che avevo appena sentito. Quanto poteva continuare questa indifferenza verso gli adempimenti civili? Quali erano le conseguenze per Clara? E se il necrologio di Joe o il suo certificato di morte avessero innescato un'indagine sugli affari della coppia e fossero venuti a cercarla? Nessuno poteva scoprire i trascorsi di Joe, né i suoi affari, perché non c'erano documenti, secondo Clara. Era emigrato ed era diventato un cittadino americano. Quelli erano i documenti pubblici. I registri fiscali erano privati.

Quando, da bravo avvocato, eseguii la consueta analisi dei rischi, conclusi che era improbabile che dalla condotta di Joe venisse fuori qualcosa di grave. Le probabilità che fosse scoperto erano minime, le conseguenze insignificanti. Joe, pensai, l'aveva fatta franca. Anche se qualche funzionario avesse indagato e scoperto che Joe non aveva adempiuto ai suoi obblighi legali, e avesse considerato l'ipotesi di pesanti sanzioni per le mancate dichiarazioni e i mancati pagamenti, cosa avrebbero potuto fare a Clara? Non era nemmeno sua moglie. Rifarsi sul suo inesistente conto bancario? Lei avrebbe potuto sostenere, dicendo il vero, che era Joe che gestiva tutto. Dal momento che l'eredità non comprendeva beni (almeno per quanto ne sapessi io), non c'era bisogno di intestare nulla dell'eredità di Joe a Clara. Per me non c'era assolutamente nulla da fare, eccetto occuparmi della pistola detenuta illegalmente, ora in mio possesso.

Chiusi la pistola, una Luger tedesca o, come la chiamavamo in palestra, la "Bob Seed Special", nella cassaforte dell'ufficio. Anche se era illegale possedere un'arma da fuoco a New York senza un permesso (quasi impossibile da ottenere e che Joe non aveva), non ero particolarmente preoccupato.

La pistola era stata protagonista di un'interessante storia, in quanto era stata utilizzata come efficace alternativa a un patto di non concorrenza. Una mattina, quando Joe era ancora in vita, ero entrato nella palestra vuota. Bob Seed, l'assistente del mattino di Joe, non c'era. Joe fece irruzione e mi chiese se mi avesse contattato Bob Seed.

Risposi che non l'aveva fatto e gli domandai perché lo voleva sapere. Joe mi disse che Bob aveva aperto una palestra dall'altra parte della città e che stava contattando e rubando i suoi clienti, in particolare quelli del mattino presto come me. Gli offrii il mio aiuto e suggerii di scrivere una lettera. Joe rispose: "Non importa, me ne occuperò io. Puoi lavorare da solo questa mattina?"

"Certo", risposi. E se ne andò. Circa mezz'ora dopo, Joe tornò, dicendo: "Fatto".

Gli chiesi: "Cosa hai fatto?"

"Sono andato nella nuova palestra di Seed, ho estratto la pistola, gliel'ho puntata sulla fronte e gli ho detto: 'Chiama un altro dei miei clienti, e io torno e premo il grilletto'".

La pistola era l'alternativa di Joe alla clausola di non concorrenza in un documento legale. Fu certamente più veloce, economico ed efficace di qualsiasi strumento legale che avessi potuto predisporre, o di qualsiasi cosa avessi detto a Bob Seed per convincerlo a non rubare i clienti a Joe. Era un reato multiplo, ma non sembrava essersene reso conto.

La visione di Joe che attraversa Manhattan in pantaloncini da ginnastica con una pistola priva di licenza che gli spuntava dalla tasca non era rassicurante. Joe, come tutti, conosceva le leggi di New York in tema di armi, e doveva sapere che non avrebbe potuto procedere legalmente contro Seed. Non c'era nessun contratto di lavoro, nessuna clausola di non concorrenza, assolutamente nulla che impedisse a Seed di contattare i clienti di Joe. Poteva rimediare al problema solo di persona: con la sua fidata Walther PPK fabbricata in Germania. Il sistema funzionò. Clara non aveva intenzione di tenere la pistola e così me l'aveva portata in ufficio, pensando che me ne sarei potuto liberare. Nel giro di pochi mesi, la dea Fortuna dimostrò di avere considerato l'atto da buon samaritano che avevo compiuto accettando di tenere la pistola, e il sindaco decretò un'amnistia di un mese per la consegna delle armi da fuoco illegali, senza necessità di ulteriori spiegazioni. Non dimenticherò mai gli occhi del detective quando vide quel gioiello di fabbricazione tedesca. Si scusò per non essere in grado di darmi una ricevuta ("Questo deve rimanere anonimo..."), mentre si infilava la pistola nella tasca della giacca.

***

Mi chiedo ancora perché non mi incuriosii quando Clara mi raccontò del sorprendente disinteresse di Joe per i normali obblighi di un cittadino. Una ragione possibile è che gli avvocati difensori penali raramente rivolgono ai loro clienti la semplice domanda: "Sei stato tu?". Nei quasi dieci anni da quando ero uscito dalla facoltà di legge, molti casi strani si erano presentati sulla mia scrivania. Non era insolito avere clienti che per un paio di volte non presentavano la dichiarazione dei redditi. Cosa facilmente rimediabile. Non era insolito, anche se raro a quei tempi, avere clienti che vivevano come se fossero sposati da molto tempo nonostante non lo fossero. C'era una grande pressione sociale perché le coppie di sposassero (pressione che Joe e Clara evitavano dicendo a tutti che erano sposati) e ragioni fiscali (che a loro non si applicavano dato che non pagavano tasse). Ma non avere un numero di previdenza sociale, un conto bancario, la patente: queste violazioni erano una novità. La situazione che avevo di fronte era tanto bizzarra quanto misteriosa. Lasciai che tutto mi scivolasse addosso. Le mie preoccupazioni all'epoca erano concentrate sulla sopravvivenza di Clara e sulla continuazione dell'attività della palestra, due aspetti strettamente collegati tra loro. Il gruppo di appassionati di Contrology, di cui facevo parte, avrebbe potuto mantenere la palestra operativa e sostenere Clara? Si sarebbero potute fare entrambe le cose in assenza di Joe?

Per un bel po' di tempo dopo la sua morte, le domande sul suo comportamento mi si affollarono in testa. Perché Joseph Pilates aveva evitato con tanta cura qualsiasi contatto con le autorità? Si era reso invisibile al governo, eppure viveva in un mondo in cui era una persona piuttosto visibile e che certamente godeva di consensi. Doveva esserci una ragione. Joe conosceva le regole, le normative, le scartoffie e tutto il resto. Era fuggito dalla Germania, aveva evitato il servizio militare, era emigrato negli Stati Uniti, aveva fatto domanda di cittadinanza statunitense e l'aveva ottenuta, eppure evitava intenzionalmente qualsiasi altro contatto con il governo. O Joe era un ragazzaccio che covava qualche problema con le autorità, e/o che nutriva sfiducia nei confronti delle istituzioni, oppure aveva commesso qualcosa in passato che era meglio tenere nascosto. Ammiravo la sua audacia, ma il suo comportamento sollevava qualche domanda. Se aveva qualcosa da nascondere, di cosa si trattava e perché aveva influenzato fino a quel punto tutta la sua vita?

Dopo le rivelazioni di Clara, per circa un anno, provai questi piccoli momenti di ansia dovuti al crollo del castello di carte di Joe. Cancellai semplicemente il pensiero che ci fosse qualcosa che non andava. Anche se avessi voluto scavare, da dove avrei dovuto cominciare? Da Clara? Era difficile che potesse rivelare molto, anche sapendo come stavano le cose. Joe e Clara ci avevano sguazzato a lungo. Fu quando, dopo avere iniziato a scrivere questo libro per raccontare la storia di Pilates, dovetti mettere in

ordine le cose, che le domande che avevo con disinvoltura spazzato via dalla
mia mente, divennero difficili da ignorare.

Quel giorno, quando Clara venne a farmi visita in ufficio, le assicurai che
mi sarei occupato di ciò di cui aveva bisogno, e le restituii la busta con i soldi;
le dissi che non avrebbe dovuto darmi niente. Clara mi ringraziò per averla
aiutata e insistette per qualche istante, senza successo, perché accettassi i
1.000 dollari. Dopo avermi stretto la mano, si mise il suo cappotto consunto
e procedemmo insieme verso l'ascensore. A quel punto, nessuno di noi due
sapeva cosa ci avrebbe riservato il futuro. La situazione di Clara era la prima
preoccupazione. L'unica soluzione era mantenere in funzione la palestra di
Joe.

Nel 1967, io cercavo di guadagnarmi da vivere come junior partner di uno
studio legale di medie dimensioni. Dall'unica preoccupazione di acquisire e
servire i clienti, per poi fatturare, con qualche pausa settimanale per andare
in palestra da Joe e per giocare a squash, ora passavo a preoccuparmi anche
di Clara Pilates e di tenere in piedi la palestra di Joe. Fino ad allora avevo
evitato di mettermi in "affari". Mio padre era in affari e la cosa non sembrava
piacergli, visto che scappava via il più spesso possibile per giocare a carte
con i suoi amici il pomeriggio. Non ero nemmeno interessato alla gestione
del mio nuovo studio legale. Ero lì per portare clienti e seguire le cause. I
miei soci si occupavano della contabilità, di profitti e perdite, del flusso di
cassa e dei prestiti in banca. Ora, improvvisamente, mi trovavo sulle spalle
un'attività alquanto approssimativa nel campo dell'esercizio fisico. Non
l'avevo chiesto, né cercato, e non sapevo cosa farne. Ma ben presto lo capii.

La palestra di Joe e Contrology si stavano avviando verso l'estinzione.
Entrambe vivevano esclusivamente in funzione di Joe. La palestra di Joe
non era più un'attività redditizia già da tempo. Probabilmente bastava per
sostenere lui e Clara, o forse avevano sufficiente denaro nascosto per arrivare
a fine mese. Ma dovevano essere sull'orlo di una bancarotta vera e propria.
L'attività di Contrology di Joe era documentata in modo approssimativo,
per lo più attraverso le fotografie appese al muro. Alcuni dei suoi assistenti
e allievi conoscevano perfettamente la disciplina. Dubito che avessero idea
di quale fosse lo stato finanziario dell'attività. Tranne forse nel caso in cui
Joe non li pagasse a fine mese.

Io e Clara decidemmo di riaprire una settimana più tardi. Affiggemmo un biglietto sulla porta, lei chiamò gli assistenti e ci mettemmo tutti a fare delle chiamate. Tornarono tutti. Era come se Joe fosse ancora vivo. I clienti continuarono a frequentare la palestra e a fare i loro allenamenti. Gli assistenti di Joe conservarono i loro orari e si presero cura dei clienti in modo eccellente, proprio come se Joe fosse ancora lì a supervisionare. Clara era sempre presente. Joe aveva preparato tutti per bene: la palestra sembrava muoversi di moto proprio. Strano che tutto sembrasse funzionare anche senza Joe.

Mi aspettavo che Joe si materializzasse da un momento all'altro. Il fatto che la palestra abbia continuato a funzionare testimonia la convinzione di Joe che Contrology fosse qualcosa di fondamentale per l'esistenza umana. C'era qualcosa di più profondo in Contrology che la teneva in vita indipendentemente dal suo creatore. Molti anni dopo, mi resi conto del paradosso che stava dietro tutto questo: Joe aveva gestito la palestra in modo così marginale – Contrology era per lui molto più di una scienza o un'impresa commerciale; per lui era un'arte e una materia di studio – che la sua assenza come manager non si fece sentire più di tanto. Chiunque avrebbe potuto raccogliere i cinque dollari sulla porta e passarli a Clara. Non c'erano registri, nessun appuntamento da prendere, nessuna liberatoria o rinuncia o consenso, nessun modulo da compilare, nessuna richiesta di assicurazione, nemmeno gli asciugamani. Qualcuno (forse Clara) passava per le pulizie a fine giornata. Una volta alla settimana, qualcuno lubrificava le macchine. Ogni sera gli assistenti di Joe rimettevano tutto a posto prima di uscire. La palestra di Joe era, evidentemente, una macchina a moto perpetuo.

Tuttavia, serviva un capo e Clara non poteva esserlo.

***

Per aiutare nella ricerca di un nuovo manager, contattai il gruppo dei clienti più fedeli. Una sera organizzammo una riunione in palestra. Si presentarono una ventina di persone. Vedere la gente seduta sugli attrezzi, completamente vestita e intenta a discutere, avrebbe fatto andare Joe su tutte le furie. I partecipanti decisero di mantenere la palestra in

funzione e di prendersi cura di Clara. Io, Julie Clayburgh e Arthur Steel
(mio padre) fummo nominati membri del "comitato esecutivo" e fummo
confermati all'unanimità. Nessuno era disposto a prendersi l'insormontabile
responsabilità di mantenere la palestra in funzione, ma d'altra parte nessuno
voleva porre fine al proprio attaccamento a Contrology.

Nessuno di noi tre sapeva come gestire la palestra, che negli ultimi anni
traballava, ben prima della morte di Joe. Senza il maestro, non sembravano
esserci speranze che potesse durare ancora per molto, non più di quanto
l'aeroporto LaGuardia potesse funzionare senza la torre di controllo.
Nessuno di noi sapeva quanto guadagnassero Joe e Clara, né quanto fossero
pagati gli assistenti. Sospettavo che il proprietario del locale fosse l'unica
persona con un reddito costante proveniente dalla palestra, ma neanche
questo era certo.

Alcuni di noi, quelli più vicini a Clara, si preoccuparono subito del suo
benessere. Non era particolarmente forte e aveva una vista molto debole,
e nonostante fosse un'ottima riserva per Joe, non sarebbe stata in grado di
sostituirlo. A quanto pareva, la sua sopravvivenza dipendeva da Joe e dalla
palestra. Gli assistenti di Joe, così come Clara, erano disposti ad aiutare,
ma neanche loro avevano alcun interesse a gestire una palestra, né avevano
le qualità necessarie per essere l'istruttore capo: passione per Contrology,
sufficiente carisma per attrarre e mantenere i clienti, empatia, intuito per le
problematiche fisiche, e quel *je ne sais quoi* di capacità di insegnamento che
spinge l'allievo ad approfondire. Né sapevano come trattare gli infortuni, né
i fastidi e dolori più comuni. Senza qualcuno dotato di quelle competenze
e abilità, non ci sarebbe voluto molto prima che la clientela smettesse di
frequentare, gli assistenti perdessero interesse e Clara rimanesse priva di
uno scopo nella vita e di un sostegno economico. Questo è per lo meno
quello che pensavamo.

Ci sbagliavamo.

La prima sorpresa, naturalmente, fu che i clienti e gli assistenti di Joe
continuarono come se nulla fosse accaduto. Inoltre, come ho detto, c'era
ben poco da gestire.

Ma l'altra grande sorpresa fu che molti clienti si avvicinarono per dire
che erano disposti a fare il possibile pur di mantenere in vita la palestra.

Improvvisamente, passammo dall'essere un gruppo di persone che non avevano nemmeno il permesso di parlarsi in palestra, a una comunità. Nessuno se ne andò.

L'immediata ripresa della palestra dopo la morte di Joe dimostrò che aveva ragione: Contrology era l'attrazione principale, non Joe, né nessun altro. Il Pilates oggi è un'ulteriore prova del fatto che la fiducia che Joe nutriva per il suo programma era ben riposta. Ciò che Joe aveva inculcato in alcuni dei suoi allievi non solo aveva attecchito, ma, come radici che vanno istintivamente alla ricerca dell'acqua, ci motivava a garantirne la sopravvivenza. Volevamo che la palestra andasse avanti per motivi legati ai nostri interessi personali, desideravamo avere un posto dove poter continuare a fare Contrology, ma non solo perché ci piaceva. Anche noi eravamo stati contaminati dal virus di Joe e credevamo nell'importanza, quasi nella genialità, di Contrology.

Molti anni dopo, scoprii che in due periodi separati, negli anni '40 e '50, i clienti di Joe avevano creato una società senza scopo di lucro, forse una fondazione, per preservare Contrology e assicurarle una certa continuità alla morte del suo fondatore. Questo aveva comportato una grande quantità di iniziative volontarie, di organizzazione e molte riunioni, tutto per amore di Contrology. L'idea era di avere un'entità "proprietaria" di Contrology per assicurarne la prosecuzione. In cambio, Joe doveva rimanere a capo della palestra, costruire l'archivio e aiutare a mettere tutto su carta, e in questo modo lui e Clara avrebbero ricevuto un reddito garantito per tutta la vita.

Sfortunatamente, questi sforzi non andarono a buon fine a causa di terribili conflitti tra Joe e i membri. I conflitti erano attribuiti all'atteggiamento protettivo di Joe e al suo costante ma ingiustificato timore che i membri della nuova organizzazione cercassero di sfruttare o controllare il suo lavoro, anziché preservarlo. Al contrario: Joe non voleva farsi da parte, neanche per i suoi allievi, che amavano il lavoro e non avevano nulla da guadagnare, se non la certezza che Contrology avesse un futuro. Joe non permetteva a nessuno, per quanto ben intenzionato, di avere il controllo sulla sua "creatura". Questo perché pensava che gli altri avrebbero avuto il potere di "cambiare" Contrology, o di reinterpretarlo, o insegnarlo in modo improprio, o di guadagnarci sopra? Joe era intrappolato tra, da un lato, la sua aspirazione che Contrology diventasse una disciplina largamente insegnata e universalmente praticata, il che richiedeva un accesso aperto, e, dall'altro, la sua incapacità di far avvicinare qualcuno al suo "codice sorgente". Se solo potesse vedere il sistema aperto che il Pilates è diventato oggi!

Mentre Joe era in vita, non venni a sapere della rottura con coloro che volevano aiutarlo a perpetuare la sua scoperta. Dopo la sua morte, trovai un documento che dimostrava che mia madre, Ruth, era stata membro della fondazione che Joe aveva rifiutato. Faceva persino parte del comitato di formazione. Mia madre non ricorda di essere stata membro di nessuna fondazione, né di aver partecipato a delle riunioni. La sua quota di dieci dollari all'anno, non provata dall'esistenza di assegni – probabilmente pagata in contanti – non lasciava presupporre una forte partecipazione. Né avrebbe tollerato di essere coinvolta in situazioni che comportassero faide e contese interne, che era ciò che inevitabilmente si verificava quando Joe pensava che altri potessero avere voce in capitolo nella sua attività.

In una delle mie tante passeggiate con lui, Joe mi disse che la gente cercava sempre di rubargli il lavoro, ma che lui glielo aveva impedito. Non mi forniva altri dettagli. Mi ricorda la vicenda degli inizi della Apple, che voleva che tutti comprassero i suoi computer, ma non permetteva a nessuno di avere accesso al codice del sistema operativo. Per Apple inizialmente funzionò, ma alla fine fu costretta a cedere e rivelare alcune componenti del suo sistema, solo per potere competere. Il folle spirito protettivo di Joe lasciò Clara, e chiunque altro fosse stato interessato al futuro di Contrology, senza possibilità di fare riferimento a qualcuno o a qualcosa.

Joe non aveva preparato nessuno a prendere il suo posto dopo di lui. Negli anni '60, quella della terapia fisica era una scelta di carriera piuttosto insolita. Non ci si poteva guadagnare da vivere. C'erano pochissimi club sportivi aperti al pubblico, certamente niente a che vedere con i grandi gruppi in franchising odierni. Non c'erano clienti. Fare dell'insegnamento di Contrology una professione non era redditizio, nessuno ne aveva mai sentito parlare. Il successore di Joe avrebbe dovuto prima apprendere la disciplina, poi imparare a insegnarla (una competenza diversa), e avrebbe dovuto essere un missionario e anche un venditore per convincere altri a praticarla. Con il senno di poi, Joe aveva sbagliato a rifiutare l'aiuto di altri. Non ci aveva lasciato nessuna opzione aperta.

***

Quando fummo ingaggiati come comitato esecutivo, nessuno di noi tre – mio padre, Julie Clayburgh e io – si aspettava di dover effettivamente gestire la palestra. Non so cosa abbiamo pensato esattamente, ammesso di averlo fatto. Ma qualcuno doveva essere al comando. E nessun altro si era fatto avanti, così ci pensammo noi. Avevamo un enorme vantaggio rispetto a coloro che avevano cercato di aiutare Joe in passato: non avevamo a che fare con lui.

Noi tre volevamo solo mantenere la palestra in funzione per la nostra piccola comunità di appassionati e per sostenere Clara. Non avevamo alcuna smania, probabilmente non ci abbiamo mai pensato, di assicurare la diffusione, e tanto meno la sopravvivenza, di Contrology al di là della nostra piccola congrega. Non eravamo lì per sorvegliare sulla sua purezza o per ricavarne profitto. Facemmo ciò che era necessario perché nessun altro voleva occuparsene.

Il primo obiettivo, quello di mantenere le porte aperte al 939 della Eighth Avenue, l'unico posto sul pianeta dove la clientela poteva continuare a praticare la disciplina, non era proibitivo. Fortunatamente, c'erano alcuni devoti assistenti di lunga data. Quando uno di noi tre manager li chiamò dicendo che avremmo mantenuto in funzione la palestra di Pilates a qualsiasi costo, gli assistenti furono enormemente sollevati, e si dimostrarono pronti a elaborare un piano e a unirsi alla squadra per fare continuare l'attività. Clara poteva ancora pagare (in contanti) l'affitto e le utenze, e si dimostrò molto disponibile a venire in palestra tutti i giorni per condividere la sua profonda conoscenza. La sua presenza era vitale per la continuità. Infine, nel corso degli anni la clientela si era ridotta a un manipolo di soggetti molto motivati, in grado di lavorare autonomamente in palestra, con un'assistenza minima da parte degli istruttori.

Stavamo guadagnando tempo e avevamo un disperato bisogno della presenza di Clara per assicurare alla clientela che Joe era ancora

concretamente presente. L'attrezzatura aveva bisogno di manutenzione –
essendo già piuttosto vecchia – e fortunatamente il signor Desio, che in
passato era venuto occasionalmente a fare delle riparazioni, accettò di
passare più spesso. E un cliente, un uomo d'affari molto impegnato, si offrì
volontario per venire ogni mattina presto ad assicurarsi che l'attrezzatura
fosse ben oliata, pulita e pronta per l'intenso utilizzo della giornata.

Occuparci dei problemi di immediata risoluzione ci permise di ignorare
il problema di come sostituire la persona che consideravamo insostituibile.
Chi avrebbe potuto mettersi nei panni di Joe, attrarre clienti e occuparsi
di nuovi affari, e ispirare tutti a concentrarsi sul lavoro e a fare del loro
meglio? Non ci veniva in mente nessuno. Fortunatamente, i nostri piccoli
sforzi quotidiani erano sufficienti per occultare quel problema molto più
grande e irrisolvibile, così circoscrivemmo la nostra attenzione ai compiti
impellenti di tenere aperta la palestra e di assicurarci che Clara stesse bene.
Anche noi, come Joe, diventammo minimalisti e iniziammo a concentrarci
sul momento, anziché sul futuro.

La palestra era una macchina vecchia e stanca che stava lentamente
andando in rovina, e proseguiva per inerzia, senza apporto di nuova energia.
Mentre noi tre cercavamo di trasmettere ogni giorno un po' di energia e di
capitale operativo, il team di gestione era improvvisato e frammentario, e
non dava speranza di poter durare a lungo, o così pensavamo. Lavoravamo
giorno per giorno, navigando a vista, ma andavamo avanti. Certamente
un modo non molto convenzionale di gestire un'attività commerciale, ma
d'altra parte, non era nemmeno certo che lo fosse. Era un club per noi e un
mezzo di sostentamento per Clara.

Non ho un ricordo distinto di come noi tre lavorassimo insieme, il che
suggerisce che anche questo aspetto era governato dalla dottrina della
semplificazione. Non avevamo una struttura. Non facevamo riunioni.
C'erano molte telefonate e la palestra sembrava semplicemente tirare
avanti. Veniva pulita, le bollette venivano pagate, gli incassi contabilizzati,
e la nostra base di clienti rimase più o meno stabile. Annaspavamo; è un
miracolo che l'attività sia sopravvissuta. Se il caos si può considerare un
piano d'azione, allora si potrebbe dire che ne avevamo uno. Ma il nostro
approccio alla "vivere sul filo del rasoio" funzionò nella misura in cui

riuscimmo a tenere in vita l'attività per due anni e mezzo. Quel periodo tumultuoso finì per portarci a una battuta d'arresto. Non potevamo andare oltre. Avevamo conservato e coinvolto la piccola base dei clienti. Ma non abbiamo mai avuto un piano a lungo termine. Il nostro obiettivo dopo la morte di Joe era quello di tenere aperta la palestra e prenderci cura di Clara. Quell'obiettivo aveva ormai fatto il suo corso; era il momento di fare sul serio e di fare affari come si doveva.

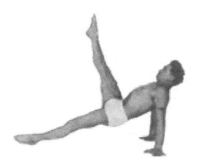

CAPITOLO 6

A un passo dall'estinzione

L'inesperto comitato costituito per perpetuare Contrology era riuscito, attraverso una miracolosa forma di non-gestione, a tenere le porte aperte per due anni e mezzo dopo la morte di Joe, anche se a stento. Noi, individualmente e come comitato, e la palestra, avevamo toccato il fondo. Eravamo senza soldi, senza energia, privi di una gestione professionale. Eravamo alla deriva e non c'era terra in vista. Dovevamo fare qualcosa. Le misure tampone avevano fatto il loro corso. Eravamo a un bivio cruciale per la sopravvivenza di Contrology: chiudere o fare funzionare l'attività.

Nel 1970 creammo un gruppo più grande e incominciammo a lavorare su un piano a lungo termine. Senza un piano e il sostegno di tutti, eravamo finiti. Eravamo scesi sotto la soglia di sostenibilità. Il gruppo ci implorò di continuare, promettendo coinvolgimento e denaro. Ma anche così, dovemmo arrancare per un periodo indefinito, fino a quando non riuscimmo a rimettere insieme i pezzi di un nuovo, rinvigorito Pilates.

Le nostre risorse: Contrology e un gruppo di assidui ed entusiasti adepti. Tra loro c'erano uomini d'affari di successo, elementi di spicco del mondo della danza e del teatro, e una serie di clienti facoltosi.

Arthur Steel, Julie Clayburgh e io inviammo un avviso a ogni cliente, chiedendo la partecipazione a una riunione per discutere se chiudere o riorganizzare l'attività con un piano a lungo termine, una gestione adeguata e un capitale d'esercizio. E un piano per prendersi cura di Clara.

Preparai le note introduttive, tentando di ridurle ai pro e ai contro delle alternative disponibili. Da un lato della matrice decisionale, avevamo un'attività in corso, senza fini di lucro nel senso letterale dell'espressione, e diverse risorse: un programma di esercizi, attrezzature, diversi istruttori esperti e fedeli e un gruppo di clienti dedicati, alcuni dei quali abbienti.

Nell'altra colonna del libro mastro, non avevamo marketing, nessun interesse personale nel servizio, l'obbligo morale e personale di prenderci cura di Clara (Joe lo aveva previsto e aveva contato su di noi a questo riguardo?), e nessun altro modo per continuare la nostra amata Contrology.

Per aiutarci a decidere, il proprietario degli spazi ci fece sapere che non avrebbe rinnovato il contratto d'affitto, perché una compagnia di danza ben finanziata era interessata a subentrare. Anche se avevamo un piano, non c'era modello di business che potesse funzionare. Una volta che era stato pagato l'affitto (che era certamente destinato a salire), dopo che Clara era stata seguita e adeguatamente sostenuta, e dopo che gli assistenti erano stati retribuiti (a volte grazie a un pagamento ricevuto pochi minuti prima da un cliente, o a un rapido prestito da parte di uno di noi tre), non rimaneva più niente. Non avevamo nessun capitale d'esercizio, nessuna riserva, nessuna linea di credito. Proprio come prima della morte di Joe. Non c'era motivo di confidare nel fatto che avremmo potuto attrarre più clienti senza il fascino da star che aveva Joe, e c'era un limite alle tariffe che potevamo applicare.

La riunione si svolse nel mio studio legale e dovetti prendere in prestito delle sedie in più. Ciononostante c'erano solo posti in piedi, e tutti avevano musi lunghi e tristi. Tra i presenti c'erano persone che si occupano di management, di marketing, di business, gomito a gomito con artisti, scrittori, compositori e produttori di Broadway. Anche per New York, era un gruppo potente. Potente e scafato, ma cupo; non era necessario spiegare a nessuno che la palestra si trovasse in una spirale mortale.

Ho presieduto la riunione, e dopo aver faticato a portare un po' di ordine, fui in grado di creare le condizioni per discutere la semplice domanda: "Dove andiamo a finire? Tutti a casa o in una palestra rigenerata e indipendente in cui viene proposta Contrology?" Una volta aperta la sessione dei commenti, la risposta fu ovvia: nessuno era venuto alla riunione pensando che si trattasse di una veglia funebre, o di una commemorazione del defunto Pilates. Erano venuti a vedere se c'era modo di andare avanti, perché la cosa significava molto per tutti.

Il Contrology di Joe, che tutti ora concordavamo nel chiamare "Pilates", era una parte importante della nostra vita. I partecipanti erano pronti a fare quello che potevano per aiutare. Nel gruppo c'erano diversi imprenditori: uomini e donne che avevano avviato imprese dal nulla e le avevano trasformate in aziende redditizie. Avevano visto le situazioni peggiori trasformarsi in un successo. E amavano il rischio e la sfida. Avrebbero partecipato con altri lì presenti per offrire il capitale necessario per un nuovo inizio, in modo da rendere la palestra autosufficiente. Avevamo quello che erroneamente pensavo fosse la parte più difficile: i soldi. Guardando indietro, la spinta per continuare derivava solo dalla dipendenza di tutti noi dal Pilates, che era diventato un'abitudine. Nessuno menzionò la necessità di mantenere vivo il Contrology di Joe perché un giorno milioni di persone ne potessero beneficiare. La nostra motivazione era personale. Ed era più che sufficiente.

L'entusiasmo per il proseguimento dell'attività presentava un inconveniente per noi tre di quel comitato esecutivo ad hoc, che non volevamo altre responsabilità. Io, Julie Clayburgh e Arthur Steel ci eravamo inizialmente offerti volontari subito dopo la morte di Joe, due anni e mezzo prima, come team di gestione ad interim. Ora il gruppo insisteva perché continuassimo come comitato esecutivo, non tanto per lo splendido lavoro che avevamo fatto, ma semplicemente perché nessuno era disposto a prendere il nostro posto. Quando noi tre eravamo entrati all'inizio, era stato solo per far andare avanti le cose. Ora avremmo avuto degli investitori, un business plan e obiettivi a lungo termine. Il nostro nuovo ruolo comportava grandi responsabilità. Nessuno di noi aveva esperienza in materia. Non venivamo dal mondo dell'allenamento fisico. Non eravamo ballerini, atleti, fisioterapisti, aspiranti insegnanti. Eravamo solo dei newyorkesi appassionati di Pilates. E la nostra gestione, in quanto tale, aveva lentamente portato la palestra a un passo dall'estinzione. Il gruppo ci assicurò che le circostanze disastrose attuali non potevano essere attribuite a noi tre. Tutti nel gruppo capivano che c'era stata una totale mancanza di pianificazione a lungo termine, proprio come era successo con Joe prima della sua morte, e come era accaduto con il team di gestione. Nessuno poteva rimproverarci di esserci persi per strada, per il semplice fatto che non avevamo mai avuto una destinazione.

Chiesi chi sarebbe stato responsabile della pianificazione, chi avrebbe fatto il lavoro vero e proprio. Mio padre non era disponibile. Io e Julie Clayburgh avevamo i nostri impegni. Qualcuno suggerì di non preoccuparsi di nient'altro, se non di risolvere i problemi quotidiani. Quando feci notare che i problemi quotidiani erano tutto quello che serviva per capovolgere la situazione e che era necessario un vero e proprio business plan oltre al capitale, la stanza si fece silenziosa.

Sentii dire da qualcuno: "Bene, hai espresso il tuo punto di vista. Ora cosa possiamo fare?" Questo servì a rompere il ghiaccio e ad avviare una discussione animata. Ci fu consenso sul fatto che la promessa di un capitale d'esercizio sufficiente era solo l'inizio. Tutti concordavamo sul fatto che avevamo bisogno di uno spazio nuovo, più centrale e attraente, e di un manager-insegnante di talento. Feci notare che trovare uno spazio ben posizionato e a un prezzo accettabile per una palestra rumorosa e molto frequentata era una sfida. E trovare qualcuno in grado di continuare la disciplina di Joe, infonderne i benefici negli altri e attrarre nuovi clienti, gestendo nello stesso tempo l'attività, sembrava una missione impossibile.

Tutti erano d'accordo sul fatto che era necessario costituire un gruppo di lavoro di circa otto persone scelte tra i partecipanti, e che il gruppo doveva impegnarsi a partecipare alle riunioni settimanali e accollarsi una buona porzione di lavoro sporco. Quando la riunione si concluse, non ero sicuro di avere capito chi stesse facendo cosa, ma decisi di aspettare fino alla prima riunione del gruppo di lavoro per andare in modalità panico totale. Mi attraversò la mente il pensiero che nessun compito è mai troppo difficile per la persona che non deve sobbarcarselo. Ma l'energia positiva nella sala, e le mani alzate quando era stato richiesto aiuto, misero rapidamente a tacere quel po' di negatività.

Il primo passo fu quello di creare una struttura legale. Stabilimmo che avrei dovuto incorporare la 939 Studio Corp. come entità a scopo di lucro con sede a New York. La speranza vinceva sull'esperienza. Il gruppo di lavoro cominciò a tenere riunioni settimanali. Creammo comitati, assegnammo compiti e sviluppammo un business plan. Tutti accettarono di fare parte di uno o più comitati. Gestivo le riunioni settimanali, prendevo appunti, lavoravo sulla lista di cose da fare, servivo il caffè, programmavo la riunione successiva, e improvvisamente mi resi conto che questo sarebbe stato il mio ruolo continuativo.

Da queste riunioni derivò lo sviluppo di un piano. Eravamo d'accordo che se il Pilates doveva sopravvivere nel mondo degli anni '70, doveva per lo meno entrare a far parte di quella cultura. La struttura doveva avere un aspetto moderno e l'atmosfera doveva essere ad alta energia e divertente. Ci serviva un indirizzo nel centro di New York, vicino a dove gran parte della nostra clientela lavorava o faceva acquisti, e vicino ai ballerini che portavano grande energia in palestra. Ma l'idea di dipendere dai ballerini per sostenere un'attività (a parte i casi di Capezio e Philip Morris) non era realistica. Soprattutto se l'attività doveva essere di classe. Il pericolo era quello di diventare troppo di classe, il che avrebbe scoraggiato i ballerini che amavano una certa dose di grunge (ciò dimostrava quanto fossero dedicati). Una forma di grunge pulito era accettabile. Bisognava individuare uno stile tra lo chic, per i clienti paganti, e il casual, per i ballerini, entrambi essenziali. C'erano diversi aspetti a nostro favore. Gli assistenti di Joe conoscevano il lavoro ed erano molto appassionati. Avevano continuato senza una guida dopo la sua morte. Avevamo l'attrezzatura: Reformer, Chair, Tower, Guillotine e Ladder Barrel. Godevamo della piena collaborazione di Clara. Lei non aveva alternative. O noi o nessun altro. E, come gruppo, avevamo una buona dose di esperienza mondana nella moda, negli affari, nelle arti dello spettacolo e persino nell'edilizia e nel settore immobiliare. Eravamo un gruppo di newyorkesi brillanti e ben introdotti che sapevano come ottenere ciò che volevano. E tutti volevamo la stessa cosa: continuare a praticare Pilates come se Joe fosse ancora con noi.

Una volta definiti gli obiettivi, si diffuse un senso di entusiasmo tra coloro che si erano offerti come volontari per salvare il Pilates da una morte quasi certa. Vedevamo, o credevamo di vedere, un modo di uscire da quello stato comatoso. Le persone si fecero avanti per assumere i vari compiti. Fu creato un comitato per il trasloco, quindi uno per l'attuazione del business plan. Si formò anche un comitato per la raccolta fondi, e un gruppo "salva-Clara" si offrì volontariamente. Io e Julie Clayburgh fummo incaricati di individuare il sostituto di Joe e, come se non bastasse, ci prendemmo la responsabilità della gestione globale della nostra impresa condivisa. Eravamo motivati. Sentivamo di potercela fare. All'inizio fu eccitante, come una storia d'amore. E forse fu tutto altrettanto spensierato.

Julie era una produttrice di Broadway. Era brava a fare il casting, a trovare le persone giuste – e non soltanto attori – per riempire le posizioni. Speravamo che questo aiutasse nella ricerca del sostituto di Joe. La descrizione del lavoro avrebbe scoraggiato chiunque: gestire una palestra con pochi soldi a disposizione dove si insegnava solo Pilates (niente bagno turco, sauna, specchi per il trucco o crema da barba), insegnare Pilates alla maniera di Joe, insegnare ad altri a insegnare Pilates (non alla maniera di Joe), supervisionare tutti gli insegnanti e i clienti, farsi pubblicità per attirare nuovi clienti, trattare con i nuovi clienti, mantenere gli standard di Joe, conservare le attrezzature e la struttura pulita e funzionante e lavorare in attivo. Dove trovare una persona del genere?

Sapevamo che non avremmo potuto sostituire Joe, né duplicarlo. Era unico. Lui non sapeva nemmeno fare alcune delle cose che cercavamo nel nuovo manager. L'idea che nessuno è indispensabile continuava ad attraversare la nostra mente, nonostante Joe sembrasse essere l'eccezione che conferma la regola. Non avevamo bisogno di un clone di Joe, ce ne servivano almeno due. Dopo tutto, c'era gente che insegnava danza classica e ginnastica, quindi avremmo potuto trovare qualcuno che insegnasse Pilates. Non era così difficile, l'avevamo imparato tutti.

Chi, ci domandammo, conosceva abbastanza bene il Pilates da poterlo insegnare? Partimmo dai due assistenti principali di Joe, Hannah Sakamirda e John Winters. Io e Julie domandammo loro quale ruolo, ammesso che ne volessero uno, avrebbero desiderato avere nel "nuovo, rinato" Pilates. La risposta fu: "Lo stesso che abbiamo ora e che avevamo sotto a Joe: quello di aiutare". Nessuno dei due voleva dirigere, nessuno dei due voleva insegnare ai nuovi arrivati. La loro lealtà era apprezzata, la loro conoscenza del Pilates essenziale, ma la nostra ricerca doveva continuare.

L'elenco successivo di papabili candidati comprendeva le poche persone che già insegnavano fuori dalla palestra. Si trattava di Eve Gentry, Kathy Grant, Carola Trier e Mary Bowen. Purtroppo, nessuna di loro era minimamente interessata. Eve Gentry, un'insegnante dotata della stessa straordinaria sensibilità di Joe nei confronti del funzionamento del corpo umano, si era trasferita a Santa Fe ed era a buon punto nella creazione di un nuovo avamposto di Pilates. Kathy Grant, un'altra insegnante eccezionale sullo stampo di Joe, che aveva lavorato per Carola Trier e successivamente era diventata una delle due persone "certificate" da Joe, era completamente impegnata nell'allenamento di ballerini e nella gestione di un mini-studio di Pilates all'interno di Henri Bendel, un elegante grande magazzino di New York. Lì poteva lavorare gratuitamente con i ballerini, incassando lauti compensi (per quei tempi) grazie alla ricca clientela di Bendel. Carola Trier e Mary Bowen erano molto soddisfatte dei loro mini-studi, e non volevano saperne di crearsi problemi che la ricerca di una nuova clientela, la responsabilità di attrarre nuovi clienti e l'amministrazione di una nuova attività comportavano.

Suggerimmo a ogni potenziale insegnante che avremmo cercato un'altra persona che si occupasse della gestione dell'attività, se si fosse occupato dell'insegnamento del Pilates. Supplicammo, giocammo la carta del senso di colpa ("Abbiamo bisogno di te per continuare il lavoro di Joe"), promettemmo meraviglie, qualunque cosa, perché eravamo disperati. Lo studio più bello del mondo era inutile senza qualcuno che vi insegnasse. Ma nessuno di loro abboccò.

Non sapendo a chi altro rivolgerci per trovare un insegnante esperto, io e Julie decidemmo infine che avremmo dovuto accontentarci di qualcuno che conoscesse e praticasse il Pilates, e che fosse disposto a insegnarlo con l'aiuto degli attuali assistenti. Pensai che Clara potesse identificare qualche ex-allievo con un'attitudine particolare per il programma di Joe. Dopo qualche riflessione, Clara mi suggerì di contattare Romana Kryzanowska, che era stata un'allieva entusiasta di Joe alcuni anni prima, quando era una giovane e ambiziosa ballerina infortunata. Clara mi raccontò tutta la storia. Poco dopo che Joe aveva sistemato Romana (Joe era come un meccanico di automobili che lavorava sulle ballerine "guaste"), lei era fuggita in Perù con un ricco e anziano signore peruviano. Dopo alcuni anni e due figli, il matrimonio era finito e lei era tornata a New York con i bambini. Clara riteneva che Romana insegnasse danza classica da qualche parte in città. Romana era rimasta in contatto con Joe nel corso degli anni, aveva partecipato al suo funerale, e aveva detto a Clara che faceva ancora Contrology. A Joe Romana piaceva. La considerava un'ottima allieva. Clara sospettava che Joe avesse avuto una breve relazione con lei. Romana all'epoca era una splendida e seducente diciannovenne, e secondo Clara, alle giovani ballerine era difficile resistere, in particolare per qualcuno nella posizione di Joe, che secondo lei aveva forti impulsi sessuali. In ogni caso, Clara ritenne opportuno che la contattassi per capire se era interessata.

Trovai Romana e fissai con lei un appuntamento in un caffè sulla Columbus Avenue, nelle vicinanze del suo appartamento. Ero lì seduto quando Romana sopraggiunse con il suo tipico atteggiamento pieno di energia. Aveva quarantotto anni quando ci incontrammo nel 1972. Non aveva il fisico da ballerina. Nonostante fosse bassa di statura e tarchiata, aveva però quell'inconfondibile atteggiamento rilassato che i ballerini tendono ad assumere quando sono in libertà. E un sorriso vincente e un po' perfido, occhi lampeggianti, una grande quantità di capelli scarmigliati e una voce roca molto sexy. Si vestiva in modo creativo, ed era facile capire che da giovane era stata molto seducente. Dal suo aspetto e dal linguaggio del suo corpo, traspariva la piccola diva che c'era in lei. Non male per la sostituzione di Joe. Era piena di vita e, a prima vista, sembrava essere ciò di cui avevamo bisogno.

Romana, quando si sedette, disse che aveva "sentito dire" che c'era un gruppo che stava cercando di mantenere in vita l'attività di Joe, e aveva una nota di Clara che diceva che l'avrei chiamata. Romana aveva diversi anni più di me. Era terribilmente sospettosa. Partì all'attacco.

"Hai lavorato per Joe? Lavori per Clara?" Quando le raccontai del nostro piccolo comitato, chi erano i partecipanti, cosa volevano realizzare e perché l'avevo cercata, lei ascoltò senza dire nulla. Poi, dopo un silenzio imbarazzante, mi disse che aveva un'alta opinione di Joe, che lei chiamava "zio Joe", sembrava apprezzare ma non amare Clara, e rispettava profondamente il lavoro che lei svolgeva quotidianamente. Poi sganciò la bomba: "Non sono interessata a gestire uno studio di Contrology. Sono un'insegnante di danza classica, ho un figlio che è una stella nascente nel New York City Ballet, sono molto felice della mia vita e non ho bisogno del compito ingrato di gestire e insegnare Contrology, grazie mille comunque". Il vero motivo di rottura era stata la descrizione piuttosto vaga del lavoro, che le avrebbe richiesto di gestire uno studio e di insegnare alla gente comune, non a dei ballerini. Pensava che questo lavoro non fosse degno di lei. Il balletto era la sua passione. La gente comune non apparteneva al mondo di Romana, era estranea al mondo del balletto, che era tutto ciò che a Romana interessava. La mia mancanza di credenziali nel balletto (essere un entusiasta esponente del pubblico non era sufficiente), unita al mio coinvolgimento sospetto con Clara e Joe, erano ostacoli insormontabili. Ci lasciammo senza alcun accordo di risentirci. Fui particolarmente colpito dall'arroganza sprezzante di Romana.

Evidentemente, avevo fallito. Ma nonostante la sensazione di essere stato preso in giro, peggio, trattato con sufficienza, c'era qualcosa in Romana che pensavo potesse funzionare. Sarebbe potuta subentrare a dirigere l'attività. Conosceva e amava il movimento, sapeva insegnare, era piena di energia ed era molto autoritaria. La sua appartenenza al mondo del balletto era un elemento di attrazione. E avevo colto un po' di Joe nel suo carisma e nella sua aria da prima donna. Non avevo la più pallida idea di come convincerla. Qualsiasi esca avessi messo all'amo non era stata abbastanza attraente per lei. Non aveva dato neanche un morso.

Ho assistito a molte trattative nel corso degli anni della mia pratica legale e ho visto maestri della negoziazione all'opera. Mostrarsi indifferenti a una proposta è una strategia fondamentale. Il trucco per l'altro negoziatore è capire se l'indifferenza è reale o se si tratta di una tattica. Se era reale, come conclusi nel caso di Romana, allora il fallimento di qualsiasi proposta sarebbe stato insormontabile. Romana non stava negoziando per ottenere condizioni migliori, ne ero sicuro. Si comportava educatamente, stando ad ascoltare qualcosa che non le interessava.

Riferii a Clara, che non ne fu affatto sorpresa. Disse che la maggior parte dei ballerini sono molto conservatori e, a parte quello che fanno sul palco, sono incredibilmente cauti e hanno paura di rischiare. "Non prenderla sul personale, John, i ballerini tendono a sentirsi diversi, migliori in effetti, rispetto a tutti gli altri. Lo facevano anche con me e con Joe, a volte. Joe non ci faceva caso, ma a me dava fastidio".

Clara pensava che Romana potesse essere diversa. Romana aveva figli, era divorziata, soffriva della mancata realizzazione di alcune sue grandi aspirazioni e per la professione di ballerina era già avanti con gli anni. Poi disse: "Riprovaci, John, ma tenta qualcosa di diverso".

Le chiesi cosa intendeva. Clara rispose: "Cerca di pensare a qualcosa che le piacerebbe, qualcosa di artistico, non al lavoro. I ballerini faticano molto, ma non capiscono il lavoro come lo intendiamo noi". E aggiunse che se Romana avesse accettato di rincontrarmi, questo avrebbe significato che c'era una possibilità. Clara, come Joe, sapeva leggere la psiche umana. E, anche lei, come Joe, era brava a motivare gli altri. Con questo consiglio, l'intuizione di Clara e il nostro bisogno disperato, ripensai al mio approccio. Invece di offrire a Romana un lavoro – la gestione della nuova palestra, un evidente smacco per un'artista – dovevo convincerla che avremmo creato uno studio all'avanguardia che sarebbe stato suo. Il nuovo Pilates sarebbe stato il suo palcoscenico, e lei avrebbe avuto un ruolo importante nel mondo della danza. Sarebbe stata la donna che aveva salvato il lavoro di Joe, conservato la sua memoria e, soprattutto, rivitalizzato l'essenza di Contrology, così come l'aveva voluto Joe. Riconfigurai Romana come eroina, come salvatrice: la nuova regina del Pilates. La visualizzai in vesti reali, con una corona di diamanti e platino.

Dopo aver provato il mio nuovo approccio fino a farlo sembrare naturale e spontaneo, chiamai Romana e le dissi che avevo una nuova idea che pensavo potesse interessarle. "Possiamo incontrarci di nuovo?"

Accettò la proposta di un altro caffè: un ottimo segno. Al nostro secondo incontro, cercai di convincerla che avevo interpretato male i suoi desideri. Le dissi che non eravamo alla ricerca di un'impiegata, così come lei non era interessata a esserlo. Volevamo una figura dinamica e autorevole che continuasse il lavoro di Joe, che lo aggiornasse e lo portasse nel futuro. Le presentai un quadro con le mie parole, dipingendo il suo ruolo nella nuova impresa come quello della Regina del Pilates, la protetta, continuatrice e salvatrice di Joe.

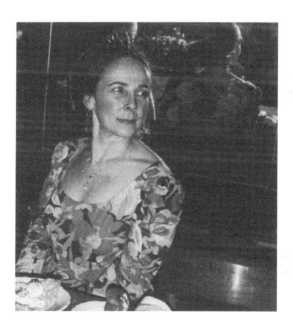

Romana Kryzanowska alla festa dei 90 anni di Clara Pilates, 1971.

Romana entrò nella storia che avevo creato per lei e la portò in vita, come una grande attrice in un abito di Dior per la sua sfilata sul tappeto rosso. La convinsi della sua unicità, della sua eccezionalità, del suo ruolo vitale nella continuazione della storia del Pilates. Tutto questo trovò un terreno fertile. Incominciò a fare domande: "Sarei il capo?"

"Sì".

"Ci sarebbe qualcuno a dirmi cosa insegnare o come insegnare?"

"Nessuno, tranne Clara, e so che non lo farà". "Sarei io a decidere in merito agli orari, agli aiutanti e cose del genere?"

"Certo".

"E tu? Saresti il mio capo?"

"No, ma vorrei lavorare con te alla gestione finanziaria per essere certi che disponiamo di denaro sufficiente e altre cose del genere".

"Certo, avrò bisogno di aiuto a questo riguardo".

Era una storia talmente meravigliosa, che avevo creato con la passione che solo la disperazione può generare, che Romana se la avvolse attorno a sé come se avessi scoperto il suo vero obiettivo, il suo destino.

Se qualcosa salvò il lavoro e l'eredità di Joe, fu la volontà di Romana di prendere il suo posto. E noi, i membri della 939 Studio Corp. eravamo così felici di averla, che anche solo per tornare a frequentare lo studio (non era più una palestra), le lasciammo carta bianca e il 50% della società. Con un'eccezione su cui Romana e gli investitori insistettero: dovevo supervisionare la parte commerciale, impostare i conti e le procedure, e incontrare Romana almeno una volta alla settimana per visionare organizzazione e conti. Fui felice di farlo. Pensavo che alla fine Romana mi sarebbe potuta piacere. Era un fascio di energia ed entusiasmo e aveva un'esuberanza che apprezzavo.

Con Romana a bordo e uno studio nuovo di zecca, Contrology iniziò la sua nuova vita. Quella vita doveva dimostrare se aveva la capacità intrinseca di sopravvivere, o se Contrology richiedeva Joe per esistere. Joe era convinto che la magia fosse il sistema. Noi eravamo preoccupati che tutto girasse intorno all'uomo, non al sistema. Romana era la chiave di tutto: ogni cosa ricadeva sulle sue spalle, perché non c'era nessun altro che potesse avere il suo ruolo.

Lo studio era ora poco lontano dalla Fifth Avenue, sulla 56esima strada. Occupava l'ultimo piano di un edificio in brownstone riconvertito. Progettato dal nostro comitato per soddisfare le nostre esigenze, lo spazio divenne il prototipo dei moderni studi di Pilates. Non che avessimo molta scelta, dovendolo incastrare in uno spazio stretto e lungo di un vecchio palazzo. Con il suo arredamento bianco e pulito, le pareti a specchio, i pavimenti in linoleum, la reception e un importante busto in bronzo di Joe a vegliare su tutti noi, era pulito, contemporaneo e molto invitante. Il look da vecchio mondo amato da Joe rimase nella Eighth Avenue.

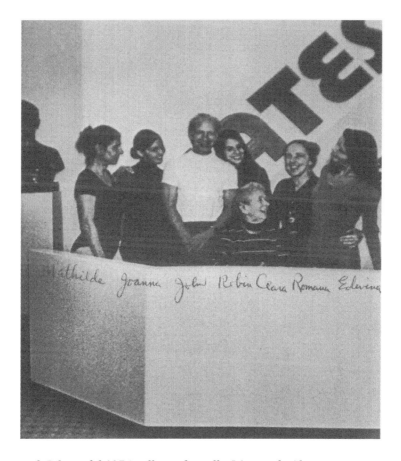

Il team di Pilates del 1974 nello studio sulla 56a strada (da sinistra): Mathilde Klein, Joanna, John Winters, Robin, Clara Pilates, Romana Kryzanowska, Edwina Fontaine.

Era sparita anche l'influenza europea. Niente tappeti orientali, niente foto sul muro, solo puro lavoro fisico: sudore comunitario. Anche le attrezzature erano tutte nuove. I Reformer, pezzo cardine dell'attrezzatura, erano tutti in alluminio spazzolato con imbottitura nera, molle cromate e cinghie di cuoio. Le footbar non erano più tubature idrauliche ripiegate, ma tubi in alluminio splendidamente saldati. Niente mogano, né piedini ad artiglio erano ammessi in questo ambiente nuovo di zecca. Anche gli attrezzi che Joe produceva, come la Ladder Barrel, la Cadillac, la Chair e la Guillotine, erano stati tutti rimessi a nuovo, e il legno lucidato per ben figurare nel nuovo mondo contemporaneo del Pilates. Il Pilates si era trasformato da palestra a studio. Questo aspetto, da solo, cambiava le regole del gioco.

Era tanto un cambiamento brusco, quanto un elemento di continuità. Le basi furono mantenute, con qualche piccola variazione qua e là. Occasionalmente Clara supervisionava ancora l'organizzazione, ma da una distanza maggiore e in una condizione di impotenza. Poteva discretamente offrire un suggerimento a Romana, e Romana poteva riferire la correzione di Clara a un cliente mentre Clara era presente, ma Romana ora riuniva in sé i ruoli di coreografo capo e direttore d'orchestra. Il Pilates era nelle sue mani. Romana poteva farne ciò che voleva. Si era liberata di Joe; tutto ciò che rimaneva era quello che sopravviveva nei ricordi di meno di cinquanta studenti e alcuni istruttori, che ora erano tutti sotto la sua tutela e il suo controllo. La libertà concessa a Romana si tradusse in un cambiamento fondamentale: come istruttore aveva la facoltà di alterare, modificare, integrare o ignorare una coreografia che era sacra. Fortunatamente, avevamo trovato l'unica persona in grado di soddisfare brillantemente i requisiti dell'incarico.

Eravamo nel quartiere chic della città, poco lontano dalla Fifth Avenue, a un isolato da Tiffany's, Bergdorf Goodman, Bonwit Teller e vicini di Bendel. Se la posizione era un fattore importante per i nostri clienti, eravamo lì dove si trovavano loro. Contrariamente al normalmente peggiorativo "progettato dal comitato", il nostro comitato, con il nuovo studio, aveva fatto un lavoro eccezionale. Aveva una reception e dei veri spogliatoi. Romana aveva persino un piccolo ufficio privato che si apriva sulla sala principale, che, essendo lunga e stretta, permetteva di raggruppare le attrezzature per tipo di esercizio. I Reformer erano ancora in posizione centrale come nella palestra di Joe. Avevamo la posizione giusta, il contesto ideale, un buon prodotto e una vera e propria gestione organizzativa. Ci mancava solo che i vecchi frequentatori fossero intenzionati a continuare e avevamo bisogno di acquisire nuovi clienti su base regolare. Con un po' di attività in più, avremmo potuto pagare gli stipendi, l'affitto e le altre spese di manutenzione.

Tutti noi, inclusa Romana, avevamo grandi speranze. Nei quasi venticinque anni trascorsi dalla fine della seconda guerra mondiale, e dopo l'intervento in due guerre minori, in Corea e Vietnam, la gente si era lasciata andare. Diabete, obesità, problemi cardiaci, mal di schiena e cancro erano in aumento. L'esercizio fisico, regolare ed energico, fu accolto come un beneficio necessario per la salute. La moda del momento era avere un corpo snello e agile, non solo per il gusto di avere un bell'aspetto, non solo per il piacere delle donne che indossavano bikini e minigonne, non solo per poter ballare tutta la notte nei club, ma perché era diventato un indispensabile elemento di stile. La corsa divenne una forma di allenamento popolare. La maratona di New York si disputò per la prima volta nel 1970, con cinquantacinque partecipanti a tagliare il traguardo e più o meno un centinaio di spettatori. (Oggi ha più di cinquantamila partecipanti e milioni di spettatori).

Lo Studio 54 aprì a New York nel 1977. L'aerobica divenne una mania nei primi anni '80. Il Pilates, di poco cambiato rispetto a quando Joe aveva iniziato a insegnarlo alla fine degli anni '20, non era il programma di esercizi che la società stava cercando. Rimaneva strettamente legato a logiche molto diverse da quelle che imponevano di bruciare i grassi, ingurgitare bevande caloriche, purificarsi da droga e alcool, e che i frequentatori dello Studio 54 e tutti i loro epigoni ricercavano. Nulla nel Pilates aveva qualcosa a che vedere con le esibizioni dei ballerini nei video di musica rock e nei club. Il Pilates era più vicino allo *Schiaccianoci* che alla discoteca. Il nuovo mondo dell'allenamento fisico prevedeva molto sudore; movimenti veloci e ripetitivi; musica assordante; e un istruttore che sembrasse partecipare a un provino per una parte in *A Chorus Line*. "Niente fatica, niente risultati", era il mantra.

L'aerobica era l'attività più popolare, caratterizzata da un flusso continuo di movimenti veloci, in classi che andavano da poche a cento persone, in qualche caso. L'aerobica richiedeva il massimo sforzo, ispirato o indotto da musica ad altissimo volume dannosa per l'udito, e da istruttori superenergetici con le cuffie in testa che gridavano per superare il volume della musica. L'attività richiedeva di muovere tutte le parti del corpo possibili. Eri un fannullone se alla fine della sessione non eri sudato e senza fiato, con al collo un asciugamano inzuppato, a tracannare acqua. Un'intera industria è nata solo per fornire le salviette umidificate che servivano per disinfettare i pavimenti, i tappetini, o le piattaforme su cui tutti stavano in piedi per fare gli esercizi. Persino le sale erano calde e puzzolenti, e questo era considerato un buon segno. Stavamo tutti espiando gli abusi insiti nella nostra dieta e nelle nostre abitudini alcoliche e, in generale, nel nostro stile di vita piuttosto discutibile. Il nostro confessionale era una sala luminosa e puzzolente, gremita di tutti i possibili tipi di corpi che saltavano, balzavano, si piegavano, facevano step, respiravano affannosamente a ritmo di rock-and-roll e urlavano istruzioni. Lo stretching era limitato a brevi momenti all'inizio e alla fine della sessione, ma non per allungare o tonificare, solo per riscaldarsi e rilassarsi prima e dopo le fatiche della lezione.

I chili venivano eliminati, i glutei si rassodavano, le gambe trovavano definizione e i corpi, pompati di endorfine e adrenalina, manifestavano trasformazioni radicali. La gente imparava le mosse, e a salire e a stare in equilibrio su piccole piattaforme. Era una disciplina competitiva. All'inizio si stava a guardare e poi si lavorava per stare al passo. Riuscire a sentire l'istruttore sopra la musica martellante era una sfida. Alla fine, quando avevi imparato i passi ed eri in grado di interpretare visivamente le istruzioni, potevi seguire senza pensare. I fenomeni si mettevano in prima fila. C'era chi si allenava anche due volte al giorno. Era una specie di Bollywood sotto steroidi e creava dipendenza. Per un po' ci si sentiva meglio e si aveva un aspetto migliore. Si provava un senso di realizzazione. Ci si ripuliva. Ci si depurava. Si faceva largo ad altre trasgressioni. Era divertente, era un'occasione per socializzare ed era sexy. Intere linee di abbigliamento venivano progettate per l'aerobica: traspiranti, a impedire la formazione di odori, non troppo aderenti ma che stavano bene addosso. Le fasce per il sudore erano essenziali, le scarpe da aerobica consigliabili e le calze ad alto assorbimento dell'impatto un must.

Per tutti gli anni '80, l'aerobica non soltanto attrasse tutti gli individui di ogni genere che non avevano mai partecipato a un'attività fisica organizzata non associata a uno sport specifico, ma intaccò la base di clienti dello studio di Pilates, che faceva fatica a sopravvivere. L'aerobica non era in competizione con il Pilates, il mondo dell'aerobica non sapeva nemmeno cosa fosse il Pilates. In poche parole, il Pilates non era nel radar di coloro che cercavano un programma di esercizi che rappresentasse una facile soluzione da inserire nel corso della giornata. La nostra base di potenziali clienti dipendenti dall'esercizio fisico si rivolgeva a palestre, club di atletica, associazioni, dove le lezioni, alcune delle quali piuttosto affollate, si svolgevano con una certa frequenza. E alcuni di questi partecipanti erano ex-clienti, che avevano abbandonato il Pilates a favore dell'endorfina sprigionata dall'aerobica, per non parlare della spensieratezza che derivava dalla semplice imitazione di rapidi passi di danza.

L'aerobica era una delle tre gambe di quello che Joe aveva definito come lo sgabello di una vita sana: l'esercizio fisico regolare. Attraeva i trendsetter e le celebrità, le star dei media e il popolo delle cronache mondane. E là dove vanno le belle persone socialmente consacrate, vanno anche i giornalisti, i pubblicitari, gli imitatori e gli emulatori, la gente alla moda, e poi il resto della società. Era in corso un movimento di massa verso l'esercizio fisico di gruppo, ma si indirizzava verso l'attività energica ad alta intensità, le soluzioni rapide, e dimostrava scarsa considerazione per il funzionamento del corpo: una direzione esattamente agli antipodi di quella del Pilates. Questo "nuovo modo di allenarsi" ridicolizzava la lunga curva di apprendimento del Pilates e il lento sviluppo di una connessione mente-corpo. Con il passaggio alla velocità, al sudore e alla scarica di endorfine, la poca vita rimasta al Pilates lo stava condannando all'estinzione. I suoi praticanti diminuirono per progressivo logoramento, ma quelli che gli rimasero fedeli erano irremovibili.

Alcuni di noi, me compreso, sperimentarono l'aerobica. Era divertente, una gran bella sudata, un'occasione, se uno se ne stava sul fondo come me, per far passare il tempo e mascherare il disagio, concentrandosi sulla signora di fronte che dimenava il sedere tutto stretto nella mise sportiva. Ma non era Pilates. Non aveva niente a che vedere con l'acquisizione del controllo del proprio corpo e dei suoi movimenti. Niente a che vedere con la concentrazione sui muscoli. Non si trattava di stretching, flessibilità, ampiezza di movimento e di miglioramento dei movimenti quotidiani. E anche se mi sentivo bene dopo la lezione di aerobica – a volte solo per il fatto che era finita e non ero inciampato, o non ero rimasto indietro in modo ridicolo – non mi sono mai sentito rinvigorito e rilassato come dopo aver fatto Pilates. Certo, tutti lasciavano l'aerobica con le guance colorite e un po' di energia nel serbatoio, ma nessuno se ne andava sentendosi più alto e più eretto, con un'andatura sciolta e rilassata. Il più delle volte, dopo l'aerobica avevo bisogno di un pisolino. Non era così dopo il Pilates. Ero pieno di energia.

Si è poi scoperto che l'aerobica era pericolosa in modo subdolo e sottile. I danni collaterali erano importanti. È che, come la carie, ci mettevano molto tempo a manifestarsi. Mentre i muscoli si rassodavano, la pelle invecchiava. Mentre scompariva il grasso corporeo, scompariva anche quello sotto la pelle del viso, lasciandolo più vecchio, rugoso e un po' consunto. Mentre la capacità cardiaca e l'efficienza respiratoria certamente miglioravano, i tendini e i legamenti si irrigidivano, facendo perdere flessibilità. Vero, si poteva lasciare una buona sessione di aerobica avvolti da una specie di bagliore post-coitale, dopo aver fissato il leader per circa un'ora, persone davvero carine – a quei tempi – dell'uno o l'altro sesso, con chiappe straordinarie e mosse fantastiche, ma si poteva anche lasciare la palestra con le ginocchia doloranti e, in qualche caso, con la parte bassa della schiena che scricchiolava. Non era un risultato inaspettato, dopo aver saltato per quarantacinque minuti su una superficie rigida. Ma si trattava di impercettibili menomazioni che si potevano certamente superare, così si pensava, e che valevano bene i benefici e i piaceri delle lezioni di aerobica. Questo fino a quando le articolazioni incominciavano a fare così male da impedire di tenere il passo durante la lezione.

Dato che per le articolazioni l'aerobica era una bomba a orologeria, e dato che ripetere gli stessi passi più e più volte senza un vero senso di sfida o di avanzamento finiva per essere noioso, era destinata ad avere una vita limitata. Quando ci si incominciava ad annoiare, quando le articolazioni cominciavano a far male, o quando non si poteva più sopportare il rumore, il Pilates subentrava come antidoto. Il Pilates rimetteva le persone in sesto. Non stressava le articolazioni e migliorava sostanzialmente il fisico, offrendo molti dei benefici dell'aerobica senza comportarne i danni. Una volta esauritasi l'attrazione per l'aerobica, alla fine degli anni '80, e quando la società fu programmata per l'esercizio fisico, il Pilates tornò alla ribalta. Così l'aerobica fu paradossalmente una delle diverse forze che salvarono il Pilates dalla sua seconda esperienza di quasi morte, creando il bisogno di movimento fisico.

Nonostante il metodo di Romana fosse abbastanza fedele alle prescrizioni di Joe, altri importanti cambiamenti si insinuarono nella sua gestione. Fin dall'inizio, assunse il ruolo di istruttore principale. Romana trattenne John Winters e Hannah Sakamirda, e aveva ragione; erano gli unici che conoscevano tutti i clienti e le serie di esercizi per ciascun attrezzo. Romana istituì un programma di tirocinio, attirando giovani studenti di danza classica, per lo più i suoi, per osservare e imparare il metodo. Nessuno aveva sessioni private con Romana, nonostante lei avesse i suoi preferiti (e i suoi non preferiti). Inoltre, prestava il suo aiuto la figlia di Romana, Sara Mejia Santos. E grazie ai diversi studenti di danza classica presenti come stagisti "con borsa di studio", come diceva Romana, nessuno soffriva per mancanza di attenzione.

In molte occasioni in cui mi recai allo studio, sia per allenarmi che per occuparmi della situazione finanziaria, erano presenti più allievi borsisti che clienti. Gli stagisti erano fondamentalmente di due tipi: 1) quelli genuinamente interessati al Pilates, che mettevano il cliente al primo posto e 2) quelli genuinamente interessati a se stessi e alla propria carriera nella danza, che al primo posto mettevano se stessi. Questi ultimi causavano un'enorme insofferenza nei clienti, in particolare quando occupavano attrezzi che loro stavano aspettando di poter utilizzare. Molti di noi si domandavano se questi ballerini stessero effettivamente aiutando lo studio, o se stessero semplicemente proseguendo la loro formazione da ballerini con Romana. Quando cercai di parlarle delle nostre preoccupazioni, fui accolto dalla frase: "Questa decisione spetta a me, e soltanto a me". Romana era formidabile, era nata per essere una diva. Era intransigente – arrivò a minacciare di andarsene – quando c'era un conflitto. Il momento della verità arrivò con la questione dei suoi cani.

Romana aveva due grandi levrieri afgani bianchi. Erano animali belli e regali e attiravano considerevole attenzione quando li portava a spasso lungo la strada che portava dal suo appartamento allo studio. Pensavo che facessero apparire Romana bassa e un po' tarchiata, alti e spaventosamente sottili com'erano, con le costole prominenti in vista. Non avevano alcuna interazione con le persone, nonostante fossero docili e beneducati. Erano come cani ornamentali, e per Romana erano trofei al guinzaglio. Li portava nello studio e loro passavano la giornata nel suo piccolo ufficio. Ne occupavano quasi tutto lo spazio. Di tanto in tanto uno di loro si aggirava nell'area dove si facevano gli esercizi e curiosava tra i clienti. Non cercava affetto o attenzione. Lui/lei (non l'ho mai capito) aveva bisogno di alzarsi e vagare per spezzare la monotonia della reclusione. Romana ordinava alla bestia di tornare alla sua prigione.

Di tanto in tanto ricevevo lamentele. Venivano da diverse parti: persone che non amavano i cani nello studio tout-court, persone che amavano i cani, ma non gradivano l'idea che questi esemplari fossero confinati in ambienti chiusi per periodi così lunghi, e persone che li vedevano come pericolosi ostacoli vaganti. Chiedevo a chi si lamentava se ne avesse parlato con Romana. Molti l'avevano fatto e lei aveva ascoltato, annuito, e poi li aveva ignorati. Anche i nostri investitori si erano lamentati, senza risultato. Mi fu riferito che lei era brusca e scortese. Diversi clienti non si lamentavano per paura di urtare la dea. Dovevo per forza parlare con Romana. Quando le feci presente il problema, Romana mi liquidò così: "Questo è il mio studio e i clienti devono abituarsi". Contattai alcuni investitori e decidemmo di mettere al bando gli animali. A quel punto ci trovavamo di fronte a una crisi costituzionale. Cosa avremmo fatto se Romana avesse puntato i piedi, cosa che peraltro era molto probabile? Ero impaziente di affrontare quel confronto, come se si trattasse della devitalizzazione di un dente.

La riunione andò molto peggio del previsto. Cercai di essere diplomatico, lasciando intuire che non ero l'unico a essere contrario ai cani. Gli investitori erano preoccupati. Uno di loro suggeriva che se la loro presenza ci fosse costata anche un solo cliente, questo sarebbe stato sufficiente per metterli al bando. Romana non disse una parola. Mise il guinzaglio ai cani, indossò il cappotto e, con il mento puntato verso l'alto e le fiamme negli occhi, chiamò l'ascensore e se ne andò.

Fortunatamente, avevamo diversi assistenti in studio in quel momento. E, altrettanto fortunatamente, anche loro erano convinti che i cani non dovessero stare lì. Persino i ballerini, che trattavano Romana come una divinità minore, accettarono di collaborare, e passammo la giornata senza grossi problemi. La mattina seguente, mi organizzai per aprire lo studio, in attesa di un altro confronto con la Regina degli animali e le sue due reali appendici canine, ma lei non si presentò. Furono presi accordi affrettati per assicurare la presenza di personale, e mi recai nel mio ufficio, che si trovava a pochi isolati di distanza. Lasciai detto di chiamarmi all'arrivo di Romana. Ma la chiamata non arrivò. Riuscimmo ad arrancare in qualche modo in quella che si profilava come una guerra fredda a tempo indeterminato. Avevamo bisogno del capo; lei doveva esserci. Dopo tutto, era socia al 50% e questo era il suo piedistallo.

Dopo circa una settimana, Romana tornò senza i cani. Non ne parlò mai più e non li portò più allo studio, per lo meno quando c'ero io.

Quando si trattava di esercizi, Romana era attenta ai dettagli, estremamente disponibile con tutti e molto perspicace. Lei, come Joe, sapeva sistemare le persone, assegnando loro esercizi specifici per rimediare a problemi di natura fisica. Mi diagnosticò anche il fuoco di Sant'Antonio. I ballerini e i levrieri afgani erano piccole macchie nel quadro generale, quindi fu facile ignorare episodi del genere e continuare a esserle grati per la sua presenza. La nostra nuova palestra divenne presto un luogo alla moda. Il look d'altri tempi era stato spazzato via. L'aspetto di Clara in abiti da infermiera di sanatorio non funzionava più. I nostri stagisti ballerini erano molto consapevoli del loro corpo, e il loro modo di vestirsi era il riflesso della loro professione: tendenzialmente calze aderenti, scaldamuscoli e body. I clienti paganti non volevano essere messi in ombra dai giovani ballerini/stagisti, così le donne adottarono abiti da ballerine, aggiungendo qua e là colori vivaci e trovate originali.

Quella di essere ben vestiti mentre si facevano gli esercizi non era una preoccupazione ai tempi di Joe. Al contrario: Joe voleva tutti in una pseudo-uniforme per evitare distrazioni e l'"invidia per i vestiti". Forse, non essendoci più Joe a imporre le sue nozioni di correttezza in palestra e il suo disprezzo per l'esercizio fisico come atto di vanità, i clienti potevano finalmente ammettere di allenarsi per avere un bell'aspetto, e volevano avere un bell'aspetto quando si allenavano. Certamente anche a Joe interessava, visto che indossava meno vestiti possibili per mostrare il suo notevole fisico e la sua vitalità.

Arrivarono nuove persone, per lo più attraverso il passaparola dei clienti esistenti. Quando si presentava un nuovo potenziale cliente, Romana era molto più brava di Joe a trattenerlo, il che non è molto, essendo lui totalmente incapace a farlo. Tuttavia, il tasso di clienti mantenuti era basso. Uno sguardo allo studio quando era completamente pieno spiegava tutto: si trattava di un lavoro duro. Il Pilates a quel tempo non era per tutti.

Con la palestra elegante, i ballerini onnipresenti e l'introduzione della moda negli abiti da allenamento, la palestra dei tempi di Joe era cambiata di genere, passando da maschile a femminile. E gli esercizi avevano acquisito qualche elemento dal balletto. Romana cominciò a modificare le posizioni originali di Joe in altre che lei considerava più "belle". Quando Romana dimostrava un esercizio, la sua postura e il suo movimento riflettevano i suoi lunghi anni di studio della danza classica. La maggior parte della banda dei veterani ignorava questi cambiamenti, ma gli stagisti ballerini e i nuovi clienti imparavano una coreografia rivisitata, meno naturale.

Dal giorno dell'apertura dello studio, avevamo aumentato il prezzo delle sessioni, facendolo passare dal "dammi cinque dollari" di Joe, a sette dollari, e i pagamenti venivano registrati. Non avevamo ancora avuto l'idea di aumentare di molto il prezzo per sessione e di vendere più sessioni a prezzo scontato. Probabilmente il gruppo degli investitori non intendeva pagare più di così per le sessioni. O forse non eravamo abbastanza affaristi.

Romana modificò gradualmente e con astuzia la modalità "vieni quando vuoi" che aveva causato problemi di frequenza nella palestra sulla Eighth Avenue. Tutti coloro che volevano Romana o avevano bisogno della sua attenzione prendevano un appuntamento e arrivavano a un'ora definita. Lo studio era affollato nei soliti orari, anche se, essendo posizionato nel cuore della zona commerciale più importante di New York, molti clienti venivano durante le ore morte. Nei momenti di maggiore affollamento,

Romana era ovunque e svolazzava per lo studio più come un addestratore cinofilo alle prese con un grande pubblico di soggetti indisciplinati che come un'insegnante di danza classica. Prestava una certa dose di attenzione a tutti, riservandone di più a quelli che prendevano l'appuntamento.

Romana incaricava i suoi giovani stagisti di danza classica di assistere alcuni clienti specifici. Questo la sollevava dal dover essere ovunque contemporaneamente e offriva al cliente un tocco personale. L'assegnazione era informale e il cliente riceveva aiuto per regolare le molle, infilare i piedi nelle cinghie e così via, ma pochissime istruzioni o correzioni. Questo fu l'inizio delle sessioni private riservate ad alcuni clienti. Non tutti avevano il supervisore personale. Incominciò la brutta storia dei "cocchi dell'insegnante". La nozione dell'esistenza di una gerarchia di preferiti era nuova – una cosa che Joe non avrebbe mai fatto, né accettato – e, se non si faceva parte della categoria dei prescelti, anche piuttosto imbarazzante. Insieme alla gerarchia arrivò la competizione, sotto forma di lecchinaggio, ma Romana sembrava non farci caso. Suppongo che fosse abituata con i ballerini alla ricerca di un trattamento di favore: un'altra eredità del balletto, che è una disciplina fortemente competitiva.

Il Pilates, ai tempi in cui l'avevo imparato io, non era competitivo. Certo, tutti volevano stare dalla parte di Joe, ammesso che si potesse farlo. Ma non era importante. La cosa non implicava benefici. Lui trattava tutti allo stesso modo. Joe Pilates non era sensibile ai leccapiedi. Sono sicuro che in cuor suo aveva i suoi favoriti. Ma se era così, non lo faceva capire. Né si lasciava impressionare dalle persone famose o dallo status. Tutti venivano corretti, spronati e rimproverati allo stesso modo. L'indifferenza di Joe per lo status e la celebrità era rincuorante e permeava tutta la palestra. Nessuno si è mai agitato per la presenza di una persona famosa.

Non si poteva dire lo stesso di Romana. Se era fantastico essere uno dei suoi evidenti favoriti, e ce n'erano molti, non era altrettanto piacevole non essere nelle sue grazie. Chi faceva parte dei favoriti aveva la sua attenzione. Lavorava con loro, li correggeva e li assegnava a uno dei suoi migliori stagisti. Ancora non c'erano pettegolezzi né faccende personali, nonostante Romana, a differenza di Joe, potesse ricorrere al suo fascino e far sentire qualcuno speciale.

La smaccata preferenza di Romana per certi clienti fu colta dai suoi protetti, e anche loro incominciarono a prestare maggiore attenzione ai favoriti. Si creò una certa tensione. Incominciai a ricevere lamentele. I nuovi clienti si sentivano degli estranei. I vecchi clienti si sentivano trascurati: alcuni di loro abbandonarono. Romana, nella scelta dei suoi favoriti, dava molta più enfasi alla connessione con il mondo della danza o allo status di celebrità di qualche genere. Sam Waterston, un attore di spicco, veniva trattato con estrema attenzione, mentre proprio accanto a lui un produttore di grande successo, una persona legata al mondo della moda, un professore universitario o semplicemente un cliente comune veniva ignorato. Questo fu un male per l'attività.

La nostra stabilità non era superiore a quella degli anni successivi alla morte di Joe. Eppure, quando si stava nello studio, e questo brulicava di attività, e l'entusiasmo di Romana era palpabile, era difficile credere che fossimo a malapena in grado di sostenerci. Avevo la sensazione che l'andamento degli affari fosse in leggero declino. C'erano lunghi periodi di calma tra l'affollamento del mattino e la frequentazione dell'ora di pranzo, e un altro momento di scarsa affluenza era quello tra la pausa pranzo e il pienone del dopo lavoro. A Romana questo non andava giù. Non stavamo attirando nuovi clienti, ed esaminando settimanalmente i libri contabili, la situazione era preoccupante.

Mentre il mondo dell'allenamento fisico fuori dalla nostra porta era esploso nei dieci anni trascorsi dal nostro trasferimento, il Pilates languiva. E sempre per le stesse ragioni per cui languiva ai tempi di Joe. Era bloccato in un metodo rigido, insegnato e controllato da una persona rigida. Si trattava soltanto di una rigidità diversa. Per mantenere il controllo, Romana proibiva l'accesso ad altri. Proprio come con Joe, non veniva formato alcun successore. Non c'era alcuna iniziativa per creare delle filiali o per sviluppare commercialmente l'organizzazione della 56a strada.

Il gruppo di lavoro e il comitato esecutivo costituito da Julie, mio padre e il sottoscritto aveva praticamente abbandonato e perso interesse in qualsiasi cosa avesse a che fare con la gestione dello studio. Avevamo raggiunto il nostro obiettivo: avevamo uno studio tutto per noi che sembrava essere in grado di reggersi in modo autonomo, ci eravamo presi cura di Clara e Romana non aveva più bisogno di noi, né ci voleva più. Nessuno si aspettava un ritorno sul proprio investimento. Era sufficiente avere un posto dove allenarsi e che non venisse richiesto di investire altro denaro. O di preoccuparsi della sostenibilità dell'attività.

Il gruppo di lavoro, il comitato esecutivo, persino gli investitori tornarono a essere clienti, ora con i limitati benefici rappresentati dal fatto di essere dei favoriti. La storia stava per ripetersi. Dopo tutto, meno clienti c'erano, meglio era per noi: meno concorrenza per accedere agli attrezzi e più attenzione da parte di Romana e degli assistenti. Il Pilates, pur essendo sopravvissuto, era rimasto al Medioevo, anche se in vesti moderne. Non era un nuovo Pilates, era solo un Pilates diverso.

Dopo dieci anni passati a barcamenarsi nello studio della 56a strada, senza progredire né andare in rovina, Romana sembrava stanca e pronta a gettare la spugna. Si prendeva sempre più tempo libero; la sua consueta voce entusiasta e la sua energia si erano appannate. Il cambiamento di Romana fece uscire dal letargo molti di noi. Fui contattato da alcuni veterani pieni di lamentele e preoccupazioni. Organizzai un'altra riunione e ancora una volta vi invitai i nostri clienti abituali e Romana. Romana ci disse che l'organizzazione si era deteriorata passando dalla soglia del fallimento a un livello ben al di sotto di essa. Ci assicurò di aver fatto del suo meglio per ingaggiare nuovi clienti, ma l'interesse non c'era. Ammise che era stanca di gestire lo studio, ma che continuava ad amare il suo lavoro. Tutti i presenti alla riunione erano d'accordo con Romana: era arrivata l'ora di lasciar perdere. Avevamo fatto del nostro meglio, ma non coprivamo i costi.

Nel giugno 1984, programmammo di chiudere e andarcene. Non c'era niente da vendere. Poi, proprio quando l'ascia stava per cadere, apparve un salvatore: un cliente molto coinvolto di nome Lari Stanton. Stanton era il presidente dell'azienda di famiglia fondata nel 1906, un noto produttore di guanti, Aris Isotoner. Quando Romana fece sapere a Stanton che ci stavamo preparando a chiudere, Lari rimase fortemente turbato. L'allenamento nello studio era da molti anni la sua routine mattutina e sapeva di non poterne fare a meno. Senza battere ciglio, disse che la sua azienda avrebbe acquisito lo studio, dimostrando quali sono i vantaggi di essere presidente.

Incontrai Lari, che aveva passato molte mattine accanto a me su un Reformer, e negoziammo un prezzo di 100.000 dollari, che avrebbe fruttato a Romana circa 50.000 dollari a fronte della sua quota del 50% (una discreta somma di denaro per quei tempi) e agli investitori un ritorno del 30% sul loro apporto di capitale. Si trattava di un'opera caritatevole da parte di Stanton, dovuta soprattutto al suo affetto per Romana. Sulla carta avevamo un valore trascurabile. L'attrezzatura, l'affitto e gli arredi avevano valore solo in caso di attività in corso. Eravamo un'impresa che stava uscendo dal mercato. Lo staff di Aris avrebbe rilevato il mio lavoro e parte di quello di Romana; lei sarebbe stata una dipendente del nuovo proprietario, con orari ridotti e nessun compito commerciale o amministrativo. Il fatto che il Pilates continuasse ad avere una casa attenuò di molto il colpo per me e per i pochi investitori ancora dedicati al programma. Alcuni di noi videro l'operazione come una mossa positiva. Una buona considerazione, ma che si sarebbe presto rivelata sbagliata.

Quando ci eravamo trasferiti sulla 56a strada nel 1972, il nostro gruppo di investitori e Romana avevano avuto l'audacia di credere che avremmo potuto trasformare un'attività a conduzione familiare in un'impresa sana e autosufficiente. O Lari Stanton sapeva che non era un affare, o aveva la bacchetta magica. La sua vecchia e consolidata azienda familiare, che produceva un solo prodotto di qualità, non era attrezzata per invertire la tradizione ormai quindicennale che ci voleva costantemente appesi a un filo. Sapevo che Stanton stava compiendo questo atto caritatevole per ragioni personali, ma negoziai come se si trattasse di un grande affare. Avevo un obbligo verso Romana e gli investitori.

Dopo il cambio di proprietà, i miei rapporti con lo studio di Pilates e con Romana si ridussero a zero. Non c'era più nulla che ci tenesse uniti. Ero occupato con la mia vita e non ero particolarmente dispiaciuto di lasciarmi alle spalle questo strano e incerto passatempo.

Romana continuò a vivere come la Regina del Pilates, sostenendo falsamente che la corona le era stata messa in capo da Joe in persona. Invece, le veniva da un avvocato disperato che l'aveva convinta ad accettare un lavoro che nessun altro voleva. Si era bevuta il fantasmagorico discorso promozionale che avevo ideato, spinto solo dal bisogno di assicurarmi i suoi servizi, come ultima possibilità per mantenere in vita il lavoro di Joe. Lei alterava la storia dei suoi rapporti con Joe spacciandosi, da semplice giovane allieva che era, a intima amica di famiglia; affermava che la sua versione di Contrology era quella di Joe e sosteneva che le fosse stata lasciata in eredità. Si propose come l'erede: l'unica vera voce, la discepola consacrata.

E fu un bene che ricoprisse quel ruolo e che in quel ruolo sia cresciuta. Non importa che la storia dei suoi rapporti con Joe fosse quella di una ballerina molto giovane con un problema fisico e che gli esercizi che aveva imparato fossero ben diversi dal Contrology che tutti praticavano in palestra. Aveva imparato rapidamente e poi padroneggiato le serie di esercizi grazie alla pazienza e alla buona volontà degli ex-assistenti di Joe, John Winters e Mathilde Klein, una ex-allieva ritornata al nuovo studio come insegnante.

Essendo una ballerina, la coreografia era facile per Romana. Come ex-insegnante di danza classica, sapeva come motivare e ispirare. Romana era un'insegnante dotata e un'ispiratrice. E da vera artista quale era, aggiunse la sua interpretazione. Io e tutto il nostro gruppo la sostenevamo fino in fondo, perché il Pilates aveva bisogno di qualcuno che fosse in grado di prendere il comando e di dominare la situazione. E quel qualcuno era Romana. Convincerla a prendere il posto di Joe fu uno dei passi più importanti per la continuazione del Pilates.

Noi, la nuova società, avevamo raggiunto il nostro obiettivo e creato un nuovo Pilates. Pensavamo di aver proseguito il lavoro di Joe e di essergli stati pienamente fedeli. Avevamo ragione per quanto riguarda il proseguimento, ma non per quanto riguarda la fedeltà. Romana dimostrò che il Pilates poteva esistere anche senza Joe. Potevano avere luogo delle variazioni. Dimostrò che qualcuno diverso da Joe poteva insegnare, gestire e soddisfare i suoi vecchi clienti. Romana, imponendosi come leader del Pilates, dimostrando che il Pilates poteva continuare senza Joe, fu fondamentale per la sua crescita e la sua espansione. Era una prima vera svolta. Avevamo consegnato il Pilates a qualcuno che ne riconosceva l'essenza e aveva il talento e il coraggio di introdurre la sua interpretazione nella rigorosa coreografia voluta da Joe. Romana ruppe la catena di rigidità che Joe aveva imposto al Contrology. La sua era una versione diversa dell'unica vera via. Dopo tutto, era convinta che questo fosse esattamente quanto Joe le aveva ordinato di fare.

Per tutto il resto della sua vita, Romana insistette nel dire che la sua versione del Pilates era l'unica vera via, e quelli che insegnavano ciò che sostenevano essere Pilates erano impostori, revisionisti, plagiatori, ipocriti e menti deviate. A meno che, guarda caso, non avessero frequentato il programma di formazione intensiva di Romana e lei li avesse certificati come insegnanti.

Se un newyorkese voleva fare Pilates, Romana era praticamente l'unica scelta. Il suo monopolio sulla corretta pratica del Pilates era facile da far valere quando aveva preso il comando nel 1972, perché a parte qualche altro piccolo studio privato, non c'era nessuno a sfidarla. A partire dai primi anni '90, o forse prima, quando altri con il suo stesso talento e la sua grinta decisero di fare carriera insegnando o aprendo uno studio, il monopolio di Romana crollò. Molti di questi nuovi ingressi nella proprietà di studi o nell'insegnamento erano stati formati da Romana. Una volta assorbiti appieno i fondamentali del Pilates, come richiesto da Romana, applicarono le proprie idee e il proprio approccio per insegnarlo e per gestire i clienti. Tutto ciò, per i cosiddetti puristi come Romana, era un'eresia; per altri era rivoluzionario ed emozionante.

Joe aveva dovuto reinventarsi per poter sopravvivere a New York. Aveva dovuto liberarsi della sua storia e sostituirla con una più accettabile per gli americani. Non solo aveva dovuto lasciare la sua casa e cambiare Paese, lingua e cultura, ma aveva dovuto abbandonare la sua storia, i fatti immutabili della sua esistenza precedente. Durante tutta la sua vita, aveva nascosto il suo passato e aveva abitato la storia che si era inventato. Era come un attore di teatro che interpreta un personaggio molto caratterizzato, che non può mai, neanche per un momento, né in scena, né fuori, uscire da tale personaggio per essere se stesso. Nel periodo di tempo che ho trascorso con lui, credo che gli sia riuscito di calarsi pienamente nella sua identità fittizia.

La cosa strana è che se Joe visse la seconda metà della sua vita recitando un ruolo di sua invenzione, anche Romana fece la stessa cosa. Forse non fu costretta a farlo per una questione di sopravvivenza, come era successo a Joe, ma una volta adottato il suo nuovo sé, gli rimase fedele. E per la sua vita professionale funzionò perfettamente. Il gioco di ruolo era servito sia a

Joe che a Romana dal punto di vista lavorativo, ma cosa era stato del resto delle loro vite?

Il 14 agosto 1984, i beni della 939 Studio Corp. furono venduti alla Aris Isotoner. Il mio coinvolgimento nell'impresa ebbe fine. Aris Isotoner mantenne lo studio in vita per poco più di due anni, e il 10 dicembre 1986 vendette l'attività a un istruttore di nome Wei-Tai Hom. Quest'ultimo tenne aperto per poco più di due anni. Il 1° aprile 1989, il Pilates terminò i suoi sessantatré anni di residenza a New York, nonostante Romana continuasse a insegnarlo altrove in forma privata.

Ma i semi di un nuovo Pilates stavano germogliando in un luogo lontano.

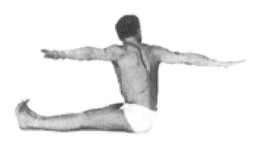

CAPITOLO 7

Un nuovo inizio: la rinascita occidentale del Pilates

Negli anni in cui lo studio di New York e Romana cercavano disperatamente di prendere piede nel settore dell'esercizio fisico, il Pilates incominciava a mettere radici nella parte occidentale degli Stati Uniti. Come è tipico dei newyorkesi, nessuno di noi si curava di ciò che accadeva ad Ovest del fiume Hudson. Negli stati occidentali, ben al di sotto del radar di Manhattan, alcuni newyorkesi trasferiti perseguivano con successo la carriera di insegnanti di Pilates. Vari studi stavano spuntando a Santa Fe, Seattle, Boulder e Denver, in Colorado, oltre al Ron Fletcher Studio sul Wilshire Boulevard, nel cuore di Beverly Hills. Ron Fletcher, in particolare, avrebbe avuto un impatto profondo sulla sopravvivenza e sul futuro del Pilates.

Sapevo di Ron Fletcher perché avevo collaborato con Clara per aiutarlo a mettersi in affari. Questo era accaduto subito dopo l'apertura del nostro nuovo studio sulla 56a strada, nel 1972. Stavo cenando con Clara, seduto su una delle Wunda Chair del suo appartamento, quando mi parlò di un ballerino eccezionale che era stato allievo di Joe. Ron Fletcher le aveva fatto visita qualche giorno prima. Mi disse che non lo vedeva da molti anni e che aveva un aspetto terribile. Ero felice di sentirle raccontare una storia, e mi piacevano particolarmente questi piccoli viaggi a ritroso nel tempo. Clara mi parlò della sua carriera di ballerino, che si era conclusa negli anni '50. Secondo Clara, dopo aver smesso di ballare, Ron aveva lavorato come coreografo freelance fino a quando era stato preso per coreografare e curare la regia dello show di una famosa compagnia di pattinaggio su ghiaccio. Trovava la cosa strana, perché non aveva mai pattinato sul ghiaccio, ma alla compagnia piacque quello che aveva fatto per uno spettacolo di Broadway e pensarono che avrebbe potuto fare qualcosa di nuovo anche per i pattinatori. Ottenne l'incarico e, secondo Clara, il suo numero di danza sul ghiaccio fu molto apprezzato. Poi gli chiesero di lavorare a tempo pieno per loro e di coreografare e curare la regia di tutti gli spettacoli, viaggiando per il mondo con la compagnia. Clara disse che Ron era molto orgoglioso della parte che aveva avuto nel successo delle Ice Capades: lo pagavano bene e lo trattavano come una star. I pattinatori amavano il suo lavoro, il pubblico amava le esibizioni e lui divenne famoso.

Secondo Clara, "Diventò troppo famoso, e la cosa gli diede alla testa. Spese molti soldi, incominciò a bere, a mangiare troppo e a fare uso di droghe". Nella voce di Clara si leggeva tanto la sua disapprovazione, quanto la sua empatia. Asserì, con voce turbata, che l'alcol aveva preso il sopravvento sulla sua vita e che alla fine era stato licenziato, essendo sempre troppo ubriaco per coreografare e per curare la regia. "Ron mi disse che era entrato negli alcolisti anonimi e che, ora che era sobrio da qualche anno, avrebbe voluto tornare in palestra per rimettersi in forma e capire cosa fare della sua vita. Disse che stava meditando di trasferirsi a Los Angeles. Sosteneva di avere ancora un po' di soldi da parte".

Clara spostò la conversazione dalla storia di Fletcher alla sua. "Mi ricordo quando venne da Joe qualche anno dopo la fine della guerra. L'aveva mandato Martha Graham, credo. Aveva un problema alla caviglia o alla gamba, e Joe lo sistemò. Amava il metodo e venne quasi tutti i giorni per diversi anni. Lavoravo io con lui, soprattutto perché Joe aveva poca pazienza con gli omosessuali esibizionisti ed effeminati come Ron. Ron pretendeva un'attenzione totale, esclusiva, e Joe non era disposto a concedergliela. A Ron piacevo, e ai tempi, prima che diventasse un alcolizzato, ogni tanto veniva a bere una birra o portava del vino. Era un allievo eccellente e imparò rapidamente gli esercizi. Come tutti i ballerini svolgeva gli esercizi alla perfezione e, secondo Joe, Ron aveva anche una notevole consapevolezza del suo corpo, grande controllo e molta coordinazione". Così suggerii a Ron di aprire uno studio di Pilates.

Clara disse che aveva accennato al fatto che si sarebbe trasferito in California. Lei pensava che fosse un'idea fantastica, il posto perfetto per il Pilates, e glielo disse. Fletcher le fece notare che lì conosceva molte persone nel mondo della danza e alcune celebrità, e che avrebbe preso in considerazione l'ipotesi di aprire uno studio. Concordava sul fatto che uno studio di Pilates in California fosse una buona idea; qualcosa che era in grado di fare e che gli sarebbe anche potuto piacere. Poi, Clara aggiunse che Ron aveva chiamato dicendo che gli piaceva la mia idea e che voleva fare qualcosa con lo studio di New York, e che ci avrebbe pagato se lo avessimo aiutato a reperire l'attrezzatura.

Clara continuò: "Avrei voluto aiutarlo, ma poi ho pensato che era meglio avere il permesso di Romana e il tuo, perché siete tu e i tuoi al comando. Così ieri, al nuovo studio, ne ho parlato con Romana. Lei ha reagito negativamente. Non voleva che nessuno insegnasse una versione diversa del Pilates, era già abbastanza difficile mantenere la purezza del metodo, e non aveva idea di chi fosse Ron, se ci si poteva fidare di lui, né sapeva cosa avrebbe potuto fare a Los Angeles".

Poi, Clara arrivò al punto: "Vorrei che tu lo aiutassi, se puoi farlo e se i tuoi sono d'accordo. Tu sei bravo a convincere Romana a fare le cose".

Dissi a Clara che uno studio di Pilates sulla West Coast avrebbe potuto funzionare. In parte era una considerazione egoistica, perché, anch'io, avevo in mente di espandermi. Pensai che avrebbe potuto essere utile per i nostri clienti che, come me, andavano e venivano da Los Angeles. E se una star del cinema fosse venuta a trovarci a New York, ci avrebbe fatto pubblicità.

Ne parlai con diversi membri del nostro gruppo di investitori. Tutti nel gruppo avevano un debole per Clara, e se a lei piaceva questo tipo, Ron Fletcher, dovevamo accontentarla. La cosa più importante per tre membri del gruppo era che Clara avesse un lavoro retribuito. Questi tre membri avevano sostenuto Clara dalla morte di Joe, con un importo di circa 5.000 dollari al mese. Mentre per i tre quella somma non era una gran cifra, Clara era a disagio nel doverla accettare come gesto di beneficenza. Gli investitori volevano che convincessi Romana a sposare l'idea dello studio gestito da Ron Fletcher e che negoziassi un accordo con lui per "assumere" Clara come consulente che lo aiutasse a insegnare secondo il metodo di Joe. Il compenso di Clara fu fissato in 5.000 dollari mensili. Così, ancora una volta, avevo la scomoda missione di convincere una partner di pari livello, ma estremamente intransigente, a fare qualcosa che si era già rifiutata di fare.

In vista di questo compito, mi presi del tempo per sviluppare una strategia di negoziazione. Pensai a tre argomenti che avrebbero potuto funzionare: 1) Romana provava affetto e rispetto per Clara, 2) una filiale a Los Angeles ci avrebbe potuto aiutare a sviluppare i nostri affari a New York, e 3) Romana, non lo studio, avrebbe potuto essere il fornitore delle attrezzature per il Pilates a Fletcher, ricevendo quindi una commissione.

Incontrai Romana a cena dopo la chiusura serale dello studio, in un ristorante italiano alla moda che si trovava nel nostro stesso edificio. Dopo esserci seduti, aver ordinato da mangiare e aver sorseggiato dell'ottimo champagne, esordii con: "Romana, voglio parlarti di Ron Fletcher. Parlo a nome di Clara e dei nostri investitori. So che hai già detto di no a Clara, ma non sono sicuro che Clara ti abbia raccontato tutta la storia. Ci sono diverse ragioni per cui penso che questo sia un buon affare per noi, per te e per Clara".

Avevo la sua attenzione, ma notai quel leggero irrigidimento della sua schiena. Romana, come tutti i bravi ballerini, comunicava con il corpo. Fortunatamente, si mantenne in modalità di ascolto – senza distogliere lo sguardo, annoiata – mentre passavo in rassegna i miei argomenti a favore della collaborazione con Fletcher. E boom! L'idea le piacque. Finimmo la pasta, il dessert, il caffè e il vino parlando di altre cose, anche spettegolando sui nostri clienti, da sempre uno dei nostri argomenti preferiti.

Ancora una volta, ero riuscito a spostare Romana da un no a un sì. Chiamai Fletcher e glielo comunicai: "Clara e Romana hanno approvato l'apertura di uno studio in California. Romana ti aiuterà. Mettiamolo su carta". Si disse d'accordo. Elaborai un semplice contratto che gli dava la licenza di designare il suo lavoro come Contrology di Joseph Pilates e lo obbligava ad attenersi al metodo di Joe, a ingaggiare Clara come consulente in visita mensile per il controllo della qualità e a pagarla 5.000 dollari al mese. Fletcher onorò questo impegno fino alla morte di lei, sopraggiunta nel 1976 a novantatré anni. E Romana avviò una fiorente attività parallela, fornendo l'attrezzatura per il Pilates non solo a Fletcher, ma anche a molti altri studi.

Clara dimenticò opportunamente il suo obbligo di visitare il Beverly Hills Fletcher Studio per il controllo di qualità. Dopo che Fletcher era in carica da diversi mesi, ricordai a Clara l'impegno e organizzai una visita per verificare l'organizzazione del suo studio. Acquistai i biglietti dell'aereo e prenotai due camere al Beverly Wilshire Hotel, a due passi dallo studio di Fletcher. Mentre si avvicinava l'ora della nostra partenza, Romana mi disse che Clara era molto agitata per il viaggio. Pensava di non farcela a causa della sua età e della sua vista molto scarsa. Ma non voleva contrariarmi. Quando parlai direttamente con Clara, mi disse che non pensava di essere abbastanza forte e che non voleva interferire negli affari di Fletcher. Si fidava di lui.

Pensai che le avrebbe fatto bene uscire di casa e sapevo che era forte abbastanza. Non ebbe alcun problema a camminare lungo i tre isolati che ci separavano dallo studio. Ci provai di nuovo: "Forse Ron vuole rassicurarti sul fatto che insegni nel modo in cui Joe avrebbe voluto. E hai un obbligo che deriva dal contratto".

Non funzionò. Disse che era sicura che Ron l'avrebbe scusata per via della distanza. Poi ammise: "Non voglio crearti fastidi, ma penso che dovresti controllarlo tu, anche solo per fargli sapere che ci teniamo". "Se Ron è d'accordo che vada da solo, ci andrò. Ma tu devi chiamarlo per sapere se gli va bene che vada solo io".

Qualche giorno dopo mi disse che lo aveva chiamato. Mi dispiaceva che Clara non venisse, perché le sarebbe piaciuto lo studio, ma andava bene così.

Non avevo mai incontrato Fletcher di persona. Quando lo chiamai per fissare un appuntamento per la visita allo studio, si dimostrò scostante. Non riuscivo a inquadrarlo e non avevo intenzione di fare quel viaggio costoso per farmi prendere in giro. Così gli chiesi se potessi iscrivermi a una lezione. Acconsentì.

Doveva farmi da istruttore. Quando arrivai, in perfetto orario, mi diede un'occhiata, mi chiese se mi andava bene di lavorare da solo, disse che non mi avrebbe fatto pagare e mi indicò un Reformer. Poi mi lasciò da solo a fare gli esercizi mentre lui ronzava tutt'intorno, insegnando ai pochi altri presenti nello studio e controllandomi di tanto in tanto. Lo studio si trovava in una posizione eccezionale, al secondo piano di un tipico edificio per uffici di basso profilo a Beverly Hills. All'inizio, Fletcher insegnava gli esercizi proprio come Joe li aveva insegnati a tutti noi. Da quello che vedevo e sentivo mentre lavoravo, Fletcher insegnava con entusiasmo. Era energico e attento. E severo. La gente si muoveva a un buon ritmo, ma alcuni movimenti erano insoliti, pur essendo interessanti. Ero l'unico uomo.

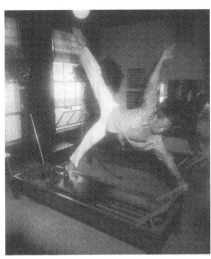

Ron Fletcher che dimostra "Star", una posizione avanzata e molto difficile.

Joe e Fletcher attiravano entrambi le persone famose. Fletcher trasformò questa sua abilità in pubblicità; Joe non lo fece. Fletcher voleva successo e riconoscimento. Joe rimaneva aggrappato a uno dei suoi principi: Contrology si venderà da sola. Joe non era impressionato dalle celebrità e probabilmente non credeva che la loro approvazione potesse aiutarlo. Fletcher aveva la gente del cinema: Raquel Welch, Candice Bergen, Cher, Barbra Streisand, Jane Fonda e molte altre icone del culto del corpo. Fletcher era consapevole del loro valore per lo studio. Le star del cinema attiravano molta più attenzione e interesse rispetto ai protagonisti della danza e dell'opera che frequentavano la palestra di Joe. Anche i tempi erano cambiati. Una volta che i giornalisti di gossip, le riviste sulle celebrità e i paparazzi vennero a sapere che le star si allenavano da Fletcher con una strana pratica denominata "Body Contrology", Fletcher trovò il suo posto sulla mappa di Hollywood. Divenne una semi-celebrità. Anche Nancy Reagan, che conosceva Fletcher dai tempi in cui recitava, si presentò per una sessione di Body Contrology. Fletcher, per proteggere i suoi clienti star da occhi indiscreti mentre si allenavano, installò intorno a ogni Reformer quelle tende scorrevoli che si vedono nelle stanze d'ospedale. Prima dell'introduzione delle tende, posso dire per esperienza personale che mi riusciva estremamente difficile concentrarmi sul mio corpo quando quello di fianco apparteneva a Raquel Welch, cosa che capitò durante la mia prima visita.

L'uso che Fletcher fece del nome "Body Contrology" fu interessante. Gli esercizi avevano le loro radici nel Contrology sviluppato da Joe. I movimenti di Fletcher variavano leggermente e aveva aggiunto ulteriori serie di esercizi di base. Era noto per il suo "towel work". La filosofia e gli esercizi di base di Fletcher derivavano direttamente dal Pilates: simmetria, controllo della respirazione, stretching, consapevolezza muscolare e concentrazione. L'attrezzatura era quella progettata da Joe, con il Reformer ancora al centro della scena. Fletcher, tuttavia, cercò di prendere le distanze da Contrology così come lo aveva concepito Joe. Il Body Contrology era diverso: era un'invenzione di Fletcher. Fletcher, nonostante le sue maniere ostentate, era terribilmente serio come insegnante, e anche se era un divo, trattava le celebrità con rigore, insistendo perché facessero il duro lavoro che lui esigeva. Le celebrità apprezzavano. Si era trasferito a Los Angeles non soltanto Fletcher, ma anche il Pilates. La cultura di Los Angeles finì per informare o, come direbbe qualcuno, contaminare il Pilates. Quella di Fletcher era la tipica combinazione, apparentemente un ossimoro, di rilassatezza e rigore. Era tutto molto rigoroso e divertente. Io, da parte mia, pensai che fosse fantastico.

Tornato a New York, il resoconto che feci verbalmente a Clara e Romana fu positivo. Sottolineai l'energia, l'entusiasmo, l'attenzione di Fletcher per i dettagli. Omisi di citare le alterazioni apportate agli esercizi e il bisogno di Fletcher di prendersi tutti i meriti. Sapevo che Clara e Romana si sarebbero infastidite sentendo delle variazioni rispetto alla pura e rigorosa versione del Contrology di Joe. L'influenza di Los Angeles non era qualcosa di cui Clara e Romana dovevano essere necessariamente informate. Dissi loro che mi era piaciuta la lezione, che Fletcher si impegnava molto a insegnare ad altri come aveva fatto Joe, e che l'eredità di Joe (inesistente all'epoca) era intatta. Dal mio punto di vista ero contento che Fletcher avesse successo, in modo che potesse continuare a pagare Clara. Non mi preoccupavo se fosse adatto o meno al Pilates.

Nel 1978, sei anni dopo aver aperto il suo spazio, Fletcher scrisse un libro, *Every Body Is Beautiful*, sul suo lavoro, il suo studio e soprattutto sulla sua clientela composta di star. Il libro menziona Joe e Clara una sola volta. Non contiene alcuna attribuzione del Body Contrology di Fletcher al Contrology di Joe Pilates. Non c'è nessun ringraziamento, né un segno di rispetto, niente di tutto ciò. Il libro è un'accozzaglia di stereotipate testimonianze e foto di celebrità, punteggiate dai sermoni di Fletcher su come respirare, imparare a conoscere il proprio corpo, fare i movimenti (deplora la parola "esercizio"). Questo avrebbe fatto infuriare Joe e Clara, e riesco a immaginare Joe, se fosse ancora vivo, che prende la sua pistola Walther PPK, guida fino a Los Angeles e spara a Fletcher. Quando lessi il libro ne fui disgustato. Ma non era stato così quando avevo visitato il suo studio. C'era qualcosa di giusto nel fatto che Fletcher mettesse il suo timbro personale sul Pilates. Quello che non era giusto era prendere le distanze da Joe e Clara Pilates, le due persone che avevano reso possibile il suo successo. Fletcher, per volere del destino, avrebbe avuto l'opportunità di riscattarsi da questo errore.

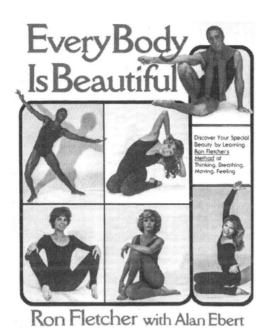

La copertina del libro di Ron, costellato di celebrità.

Fletcher credeva fermamente che la rinascita del Pilates, almeno sulla West Coast, fosse unicamente il prodotto della sua capacità di attrarre e trattenere le persone famose. Non ho mai discusso la questione con lui, ma personalmente non ero d'accordo. Fletcher sottovalutava il suo ruolo concentrandosi sul fascino che esercitava sulle celebrità, trascurando di riconoscere il vero motivo per cui le celebrità e tutti gli altri andavano da lui: il Contrology di Joseph Pilates. La rinascita del Pilates richiedeva tanto la capacità di Fletcher di applicare l'insegnamento di Joe, quanto la fama delle persone che lo praticavano. E niente di tutto ciò sarebbe successo in assenza di questi elementi, oltre alla spinta decisiva di Clara. Fletcher visse fino a novanta anni, ed era una figura molto amata nel mondo del Pilates quando morì nel 2011.

Fletcher fece molte altre cose che avviarono il Pilates sulla strada della rinascita. Aprendo il suo studio in un luogo dove nessuno aveva mai sentito parlare di Contrology o di Pilates, dimostrò che per gestire uno studio e insegnare Pilates non era necessario essere certificati dal fondatore. O avere sede a New York. Non tutti erano in grado di aprire uno studio e insegnare. Ci volevano applicazione, attitudine e pratica, come in tante altre professioni. Ma a patto di amare il movimento, di voler aiutare gli altri e di essere attratti dal Pilates, Fletcher dimostrò che era possibile guadagnarsi da vivere insegnandolo.

Fletcher ruppe con la rigidità del ferreo metodo di Joe. Doveva essersi perso la lezione di Joe sull'immutabilità degli esercizi e della loro sequenza, perché incominciò immediatamente a improvvisare. Fletcher apprezzava le basi del Contrology, ma quando intuiva un modo migliore per muovere il corpo, o un modo più semplice o più divertente, si sentiva libero di modificare il metodo Pilates. Rispettò e adottò i principi, ma non la coreografia. Che Fletcher non si sentisse legato al metodo di Joe, c'era da aspettarselo: era un coreografo molto inventivo e uno studioso appassionato di movimento.

L'indipendenza di Fletcher dall'adesione pedissequa al metodo di Joe diede vita al Pilates moderno. Portò gioia e creatività nel suo insegnamento. Chi, dotato di un po' di spirito di immaginazione, accetterebbe di insegnare la stessa identica sequenza di esercizi a tutti ogni sacrosanto giorno?

Gli esercizi di Joe avevano bisogno di un aggiornamento; dovevano essere portati nel mondo attuale delle discoteche, della danza moderna, della nuova musica e dei clienti che pretendevano molto di più. Il Pilates, con la sua mistica capacità di sopravvivere, trovò la persona giusta per rivitalizzarlo, aggiungere un po' di varietà e renderlo divertente e alla moda. Il Pilates aveva bisogno di un uomo di spettacolo, di un coreografo e di un kinesiologo riuniti in una sola persona, esuberante ed energica, e trovò tutto questo in Ron Fletcher.

La scoperta della flessibilità rese il Pilates attraente per insegnanti e allievi. Gli insegnanti più creativi avevano modo di esprimersi. Fletcher avviò presto, probabilmente intorno al 1975, un programma strutturato di formazione per futuri insegnanti. Gli allievi di Fletcher si misero in proprio, aprendo studi e centri a Boulder, in Colorado, San Francisco, Santa Fe, in New Mexico, e in molti altri luoghi. E man mano che questi studi venivano aperti, solitamente da un solo istruttore, erano molto ricercati, in parte grazie alla pubblicità di cui godeva il Pilates grazie alle celebrità che frequentavano lo studio di Fletcher a Beverly Hills. Con la crescita della sua popolarità, la domanda di insegnanti aumentò in modo esponenziale, e si creò una promettente domanda di attrezzi. La spirale ascendente era iniziata. Il nuovo Pilates dell'era di Fletcher, a partire da subito dopo l'apertura del suo studio nel 1972, era radicalmente diverso da quello che Joe aveva lasciato alla sua morte, nel 1967. Era una disciplina giovane, vigorosa e portata avanti da persone ispirate che venivano istruite da Ron Fletcher, due generazioni dopo Joseph Pilates.

Nel giugno 1983, Fletcher presentò il Pilates al dottor James Garrick, un chirurgo ortopedico del St. Francis Hospital di San Francisco. Il dottor Garrick fu pioniere della medicina sportiva come specialità e riconobbe il Pilates e i suoi benefici come importante strumento a disposizione dei fisioterapisti. Il dottor Garrick, con Patricia Whiteside Norris, un'ex-ballerina, ed Elizabeth Larkam, un'insegnante di Pilates, inserì immediatamente in ospedale un programma di Pilates per la terapia di riabilitazione, facendone un punto fermo. L'ospedale divenne un terreno fertile per formare altri fisioterapisti specializzati nel Pilates. Finalmente la missione di Joe, quella di ottenere l'approvazione della comunità medica, trovava compimento.

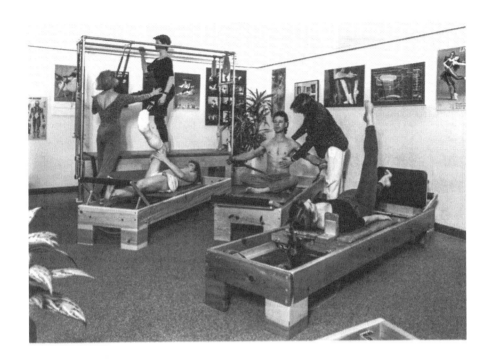

Struttura di terapia fisica al St. Francis Hospital di San Francisco nel 1984. Elizabeth Larkam, Master Trainer di Balanced Body, è la terapista sulla sinistra che dà le spalle alla telecamera e assiste un paziente sulla "Cadillac" di Joe Pilates.

Barbara Huttner, una cliente di Fletcher a Beverly Hills, ricca signora che si divideva tra Los Angeles e Vail, in Colorado, volle che Fletcher si recasse a Vail per una settimana, insegnasse ai clienti proprio come faceva a Beverly Hills, e "addestrasse" anche alcuni "personal trainer" perché potessero insegnare a Vail al suo ritorno a casa. La signora Huttner aveva bisogno del suo allenamento di Pilates. Fletcher era riluttante, non credeva nell'addestramento. Diceva: "Si addestrano gli animali, agli umani si insegna". L'esitazione di Fletcher fu superata dal potere di persuasione della signora, ritenuto praticamente irresistibile. La signora Huttner ebbe la meglio e attirò Fletcher a Vail per una settimana di lavoro molto intenso. Grazie a lei, Fletcher, come insegnante degli insegnanti, diede vita al "workshop" di Pilates, che ancora oggi è il pilastro della formazione continua della disciplina.

Espandendo il Pilates in questo modo, Fletcher creò una forte domanda di attrezzi. Incominciò con quella che gli era stata venduta da Clara e da Romana. Poi incominciò a procurarsi l'attrezzatura a livello locale, commissionando a uno scenografo di Hollywood la realizzazione di un Reformer. Il Reformer era probabilmente basato sui progetti degli attrezzi costruiti per il nuovo studio nel 1972. Erano stati fabbricati da Donald Gratz e avevano basi in alluminio. Clara aveva i progetti e li consegnò a Fletcher. Lo scenografo fece pagare 3.000 dollari a Fletcher – una cifra accettabile per gli standard odierni, ma molto elevata per i tempi, lo stesso prezzo di un maggiolino Volkswagen nuovo.

Alla fine degli anni '70, quando Fletcher incominciò la sua espansione e aveva bisogno di più attrezzi, due dei suoi clienti, Natalie Wood e Robert Wagner, gli presentarono Ken Endelman, un produttore di letti ad acqua per le star di Los Angeles. Fletcher aveva perso i progetti del Reformer che Clara gli aveva consegnato, così Endelman prese le misure di uno degli attrezzi presenti nel suo studio. Endelman accettò di produrre il Reformer per ottocento dollari e, come mi disse in tempi più recenti, "ci rimisi la camicia, quindi per i pezzi successivi, il prezzo salì a milleseicento dollari".

All'inizio Endelman era riluttante all'idea di produrre attrezzature che non conosceva, ma come fabbricante di mobili su misura e artigiano meticoloso, gli piacque la sfida, per quanto fosse molto strana. Quindi, accettò più ordini di produzione di Reformer. Ben presto, il produttore di letti ad acqua delle celebrità si trasformò in un produttore di Reformer per Pilates. Così facendo Endelman entrò involontariamente e inconsapevolmente nella catena dei salvatori del Pilates e ne divenne l'ultimo anello.

Endelman, come tutti quelli prima di lui, non poteva minimamente immaginare che il Pilates sarebbe diventato quello che è oggi. Pensava di realizzare qualche pezzo di un'insolita attrezzatura che aveva un orizzonte limitato. Per chi voleva aprire uno studio, o anche insegnare da casa, era essenziale poter contare su un produttore di attrezzature di qualità. Endelman rispondeva a quel requisito. La realizzazione di attrezzature per gli insegnanti di Pilates era un'impresa difficile e incerta. Ma gli ordini continuavano ad arrivare, con grande sorpresa di Endelman.

Nel 1980 Endelman finì per non produrre altro che attrezzature per il Pilates. Trasferì la sua famiglia e la sua impresa dal laboratorio di 110 metri quadrati sito a Northridge, in California, a uno spazio di 150 metri quadrati a Sacramento. Scelse Sacramento perché sua moglie ricevette un'offerta di lavoro che era sufficiente per mantenere la famiglia, mentre lui si trasformò da mobiliere a produttore di attrezzature per palestre.

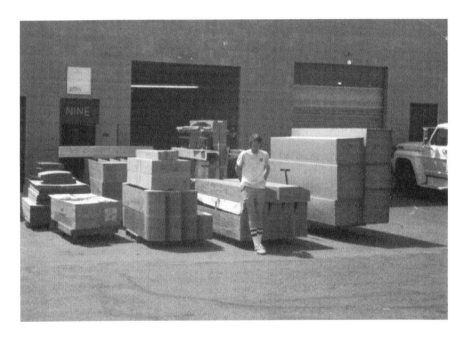

Ken Endelman nella sua prima struttura a Sacramento, in California, nel 1980.

Endelman produceva attrezzature "personalizzate" su richiesta, in altre parole raccoglieva gli ordini e li consegnava personalmente, soprattutto nell'area di Los Angeles. Dieci anni dopo, a partire dal 1990, la richiesta gli permise di costruire attrezzi su misura e incominciò a incassare il suo primo stipendio regolare. Assunse un camionista per consegnare gli ordini, risparmiandosi quindici viaggi all'anno. Oggi, a distanza di trent'anni, Endelman ha la quota più grande del consolidato settore delle attrezzature per Pilates. Impiega più di duecento persone in una moderna fabbrica ad alta efficienza energetica di oltre 9.000 metri quadrati, dopo il quarto ampliamento della sede di Sacramento. E di nuovo gli manca spazio. L'attrezzatura di Endelman, dai pezzi speciali prodotti una tantum alla diversificata produzione quasi di serie di oggi, è come è sempre stata fin dall'inizio: bella e resistente, la Rolls-Royce degli attrezzi nel settore. La disponibilità di attrezzature affidabili a prezzi ragionevoli fu vitale per l'espansione del Pilates, ma il ruolo decisivo di Endelman nel perpetuare l'eredità di Joe doveva ancora arrivare.

Man mano che cresceva, il Pilates attirava l'attenzione del piccolo mondo della formazione degli istruttori. Tra coloro che ne furono attratti c'era un personal trainer di New York di nome Sean Gallagher. Gallagher lavorava in una palestra dell'East Side di New York di nome Drago's. Romana Kryzanowska si trasferì da Drago's dopo che lo studio della 56a strada chiuse nel 1989. Continuò a insegnarvi Pilates su appuntamento. Gallagher, sempre alla ricerca di un modo per fare soldi, comprese il fascino del Pilates e vide nella Kryzanowska un'opportunità per arricchirsi facilmente. Cosa avrebbe potuto fare se solo avesse avuto il controllo del nome Pilates? Romana doveva avergli detto di essere l'erede consacrata di Joseph Pilates e che lei insegnava l'unico vero Pilates. Non sapremo mai se l'idea della proprietà del nome venne a Gallagher o alla Kryzanowska. Sarei pronto a scommettere che fu un'idea di Gallagher, perché Romana non aveva in mente questioni di proprietà legale o di monopolio, mentre Gallagher sì. La Kryzanowska sapeva dove ottenere a buon mercato i diritti esclusivi sul nome: da Wei-Tai Hom, l'ex-stagista a cui aveva insegnato nello studio della 56a strada e che aveva acquisito il contratto d'affitto, gli arredi, tutte le attrezzature per il Pilates e altri beni, quando Aris Isotoner aveva dovuto ridurre le perdite. Poco dopo, Gallagher acquisì da Hom tutti i beni che Isotoner aveva acquistato dal gruppo originale di investitori, molti anni prima. Tra i beni c'era un marchio di servizio per il Pilates in quanto sistema proprietario di esercizi, che Aris Isotoner aveva registrato presso l'ufficio brevetti degli Stati Uniti. Gallagher fece un ulteriore passo avanti e registrò immediatamente il nome Pilates come marchio per le attrezzature, dichiarando falsamente nella richiesta di vendere attrezzature per Pilates nei canali commerciali.

Le azioni messe in atto da Gallagher rivelarono il suo piano. Non utilizzò i beni acquisiti per avviare o espandere uno studio di Pilates e non produceva, né vendeva, attrezzature per il Pilates. Tutto ciò che fece fu di tentare di costringere le persone che usavano il nome Pilates a pagarlo per il privilegio.

Non passò molto tempo prima che Gallagher mettesse in atto il suo piano per acquisire il nome Pilates. Concedere la licenza ad altri, che dovevano utilizzare il nome per descrivere ciò che facevano o fabbricavano, dovette sembrargli più facile che insegnare Pilates. Questo era particolarmente vero per Gallagher, che non era qualificato per insegnare, e probabilmente non sapeva neanche piantare un chiodo, men che meno fabbricare complicate attrezzature per gli esercizi. Per prima cosa, fece sapere a tutti coloro che usavano il nome Pilates che era di sua proprietà e che tale utilizzo era una violazione della sua proprietà. Decise di avviare questo processo non con una comunicazione dai toni amichevoli, ma con la lettera di un avvocato.

Lo studio legale newyorkese di Gallagher inviò una serie di aggressive lettere di diffida a tutti coloro che, in base alle sue ricerche, utilizzavano il nome Pilates. La lettera concedeva l'opzione di prendere il nome in licenza pagando una royalty e conformandosi a standard alquanto vaghi, o di dismetterne l'uso per identificare la loro attività o produzione. Minacciava di fare causa al destinatario se costui avesse rifiutato la licenza e di chiedere i danni per le violazioni passate, anche se inconsapevoli, da parte degli utilizzatori. Una volta che le lettere furono spedite, Gallagher si mise in attesa, aspettandosi di ricevere suppliche di poter utilizzare il nome, che lui era disposto a concedere per un periodo limitato in cambio di una quota annuale fissa e del suo diritto di supervisione. Gli avvocati di Sean avevano preparato un contratto di licenza del tipo "prendere o lasciare", proprio come fa Microsoft quando si acquista Word o qualsiasi altro suo prodotto.

Nessuno dei destinatari della lettera, utilizzatori del nome da lungo tempo, aveva idea di chi fosse questo Gallagher o di come qualcuno potesse detenere la proprietà del nome di Joe e Clara. Nel 1990 c'erano circa duecento insegnanti di Pilates, quasi tutti lavoravano in casa o in piccoli studi. Erano in preda al panico, poiché nessuno di loro poteva permettersi di pagare a Gallagher un tributo per l'utilizzo di un nome che identificava ciò che avevano imparato e che ora insegnavano. Tra loro c'erano diverse attività così strettamente identificate con il nome da non poterne abbandonare l'uso. Di questo gruppo facevano parte lo studio di Fletcher e l'attività produttiva di Endelman. Fletcher, che come molti altri insegnanti aveva imparato da Joe, ed Endelman, che produceva le attrezzature a partire da un modello di Reformer costruito in base a progetti forniti da Clara, non potevano accettare che il nome venisse loro sottratto. Nessuno, con rare eccezioni, era disposto a pagare per continuare a utilizzare il nome Pilates. Il fatto che il suo presunto proprietario fosse uno sconosciuto di New York, che non conosceva, né insegnava la disciplina, rendeva la richiesta ancora più offensiva. Fletcher, che inizialmente aveva fatto il possibile per evitare il raggiro di Gallagher, e in ogni caso aveva utilizzato per anni nomi alternativi, era furioso. Si rifiutava di riconoscere che qualcuno rivendicasse la proprietà della parola Pilates, anche non avendo la necessità di usarla. Doveva fedeltà alla memoria di Joe e Clara, ed era pronto, disposto e capace di resistere al tentativo di Gallagher di sfruttare ciò che lui e altri erano convinti fosse una registrazione fasulla del marchio.

Era ridicolo che Gallagher chiedesse a Fletcher di pagare per qualcosa che Fletcher stesso aveva riportato in vita da un'estinzione quasi certa. Aggiungere poi la richiesta che Fletcher si conformasse all'interpretazione del Pilates fatta da qualcun altro, per preservare la "purezza" del nome, era più che ridicolo; era un vero e proprio oltraggio. Dopo tutto, Fletcher aveva avuto l'approvazione e l'autorizzazione legale scritta di Clara! E se l'acquisto di Gallagher aveva un valore, quel valore era stato creato essenzialmente da Fletcher.

Sfidare Fletcher fu per Gallagher un errore costoso, ma non il peggiore da lui commesso. L'errore di valutazione più dannoso per Gallagher fu quello di irritare Endelman, che, oltre a essere un duro, una persona in gamba e di sani principi, era un brillante organizzatore, smanioso di intraprendere e sostenere finanziariamente qualsiasi azione necessaria per opporsi alla pretesa di Gallagher. Le crescenti richieste di Gallagher erano inaccettabili. Penso che l'avidità causi errori di valutazione. Questo errore risvegliò e liberò il leone in gabbia che c'era in Endelman, che probabilmente si mise nei panni di Joe. Il leone era ora in giro per le strade ed era molto pericoloso.

Poco dopo che Sean ebbe spedito le lettere di diffida, ricevetti una chiamata al mio studio legale a Telluride, dove vivevo dal 1990, da Joan Breitbart, che avevo conosciuto come cliente dello studio della 56a strada negli anni '70. Joan Breitbart aveva lasciato New York e aveva avviato un'organizzazione a Santa Fe, in New Mexico, chiamata Institute for Pilates Method, uno degli avamposti che promuovevano il revival del Pilates. La Breitbart aveva ricevuto la lettera di diffida e stava tenendo traccia della spedizione di lettere simili ad altri. Si era ricordata del mio coinvolgimento con Joe e Clara durante il periodo trascorso a New York e mi aveva rintracciato. Joan mi raccontò delle minacce ricevute da Sean Gallagher e della complicità di Romana. Poi Joan andò dritta al punto: "Questo tizio di New York, Sean Gallagher, può impedire a tutti di usare il nome Pilates?"

Risposi: "No, non può farlo". E le spiegai quello che sapevo di Joe. "La visione di Joe era che tutti potessero praticare Contrology, e né a Joe, né a Clara importava che fosse usato il loro nome. Joe non ha cercato di proteggerlo". Riferii a Joan anche quello che sapevo sul diritto dei marchi. I marchi non possono esistere di per sé; identificano un prodotto o un servizio con un'origine specifica. Questa connessione protegge il consumatore (che sa cosa sta ottenendo), e protegge il proprietario del marchio (nessun altro può portargli via il nome). Un marchio non collegato a un'attività non ha alcuna validità. E dato che Sean non sembrava utilizzare ciò che aveva acquistato per avviare un nuovo studio di Pilates, questo fatto di per sé invalidava probabilmente il marchio. Joan mi chiese di chiamare Ken Endelman.

Quando gli parlai, la sua domanda fu la stessa di Joan Breitbart, e ricevette la stessa risposta.

Ken mi informò su ciò che era già successo ai suoi rapporti con Gallagher. Quando Ken aveva ricevuto la lettera di diffida, si era immediatamente reso conto che, essendo il principale produttore di attrezzature per Pilates, sarebbe stato costretto a negoziare la licenza o sostenere una causa. Entrambe le azioni sarebbero state costose. Solo opponendosi a Gallagher avrebbe potuto eliminare quella che era una minaccia per tutti. Se non fosse riuscito a fare un accordo che tutelasse tutti quelli che avevano necessità di usare il nome, e Gallagher avesse fatto causa, vincendola, Endelman e i suoi clienti sarebbero andati in fallimento, e lui sarebbe tornato a fare materassi ad acqua. Endelman mi disse di aver contattato Sean in risposta alla sua lettera. Seguirono trattative febbrili, e ogni volta che Endelman pensava di avere raggiunto un accordo, Gallagher aumentava il costo della licenza o modificava i termini. Seguirono altri negoziati. Ken Endelman alla fine si ritirò dalla trattativa. Era convinto che con Gallagher non si potesse negoziare e che fosse necessario opporsi.

Con le trattative in una situazione di stallo, Ken iniziò il suo viaggio verso la corte distrettuale federale. Non aveva nessuna esperienza con le cause legali, nessuna idea di quanto tempo ci sarebbe voluto o quanto sarebbe stato difficile, né quanto gli sarebbe costato, ma era determinato ad andare fino in fondo. I suoi affari dipendevano da questa causa e la sua integrità gli imponeva di intraprenderla. Ken mi chiese di aiutarlo. Fui felice di rendermi disponibile a titolo volontario per qualsiasi cosa di cui avesse bisogno, inclusa la semplice discussione della situazione. Non ero il suo avvocato e non avevo alcun interesse a essere coinvolto come legale in questa controversia. Ma volevo essere d'aiuto. Sapevo che sarei stato un testimone.

Endelman e Gallagher erano destinati allo scontro. Gallagher, per garantirsi la rendita del suo acquisto, avrebbe dovuto riscuotere cospicue royalty dall'azienda produttrice, la Balanced Body di Ken Endelman. Gallagher pensava che Endelman sarebbe stato un facile bersaglio: Balanced Body si trovava nella necessità di continuare a utilizzare il nome Pilates. Pensare che non ci fossero alternative, cosa che fece Gallagher, fu l'errore successivo. Gallagher non conosceva Endelman, e non conosceva i limiti della propria presunta posizione di potere. Anche Endelman aveva il suo punto debole: non conosceva la portata dell'avidità di Gallagher, né sapeva di avere a che fare con una persona pericolosamente irragionevole, un pazzo.

Dopo la nostra prima conversazione telefonica, Ken mi telefonava di tanto in tanto per aggiornarmi e sfogarsi un po' sulla frustrazione che stava vivendo a causa di Gallagher. Mi diceva che il tira e molla andava avanti da sei mesi, con Gallagher sempre più bellicoso e aggressivo. Endelman pose fine alle trattative e continuò a usare il nome Pilates. Gallagher finì per premere il grilletto e inoltrò a Endelman i documenti legali durante la cena di famiglia della vigilia di Natale, nel dicembre del 1995. Gallagher non aveva scelto soltanto la persona sbagliata a cui fare causa, ma sicuramente anche il momento sbagliato per fare i suoi giochini, inviando la notifica a Endelman proprio a ridosso del Natale.

Endelman è una persona molto paziente e ragionevole. È anche un ottimo imprenditore, di sani principi, ed è la dimostrazione vivente che onestà e affari sono compatibili.

Appresi da Ken, prima dell'inizio della causa, che aveva parlato con molti avvocati e anche con persone che conoscevano Gallagher, ed era venuto a sapere che Gallagher era una persona che parlava molto, ma concludeva poco. Endelman ebbe il sostegno di molti clienti che utilizzavano le sue attrezzature, che gli raccontarono a loro volta delle lettere di diffida ricevute. Ken mi disse di sentirsi responsabile non solo della sua attività, ma anche di quella dei suoi clienti, senza i quali non avrebbe potuto lavorare. Inoltre, amava i suoi clienti a livello personale, e l'indignazione per la manipolazione messa in atto da Gallagher non gli lasciò altra scelta che andare a fondo nella questione.

Endelman organizzò la resistenza. Costituì delle società senza scopo di lucro che utilizzavano il nome Pilates. Creò una mailing list di tutti gli insegnanti di Pilates che riuscì a identificare, per un totale di quasi duecento, e coordinò la difesa ingaggiando avvocati esperti.

Nel corso delle nostre conversazioni, feci sapere a Ken che il desiderio di Joe era che tutti potessero fare i suoi esercizi e che non aveva mai avuto nulla in contrario all'utilizzo del suo nome da parte di chicchessia per descrivere il suo programma. E nonostante fossi a conoscenza di un vecchio brevetto, non pensavo che Joe avesse mai fatto domanda per la registrazione del marchio. Non ritenevo che esistesse alcuna proprietà intellettuale collegata al nome dopo che lo studio sulla 56a strada aveva chiuso i battenti. Confermai anche che né Joe, né Clara incassavano royalty o diritti di licenza dallo studio di Bendel, da Carola Trier o da Eve Gentry. Clara riceveva un pagamento mensile da Fletcher, ma non per l'uso del nome. Assicurai a Endelman che avrei testimoniato e collaborato per liberare il nome dalla morsa perniciosa di Gallagher, non solo per aiutare tutte le persone coinvolte nella rinascita del Pilates, ma per il mio personale attaccamento a Joe e Clara. Chi era questo tizio che pensava di poter usare il nome Pilates a dispetto di quello che loro avevano cercato di favorire attraverso il lavoro di una vita, ossia la diffusione del loro programma di esercizi?

Sapevo che la rivendicazione di Gallagher era falsa dal punto di vista legale e sbagliata dal punto di vista etico. Come aficionado di lunga data di Contrology, volevo egoisticamente che la disciplina fosse disponibile nel maggior numero di posti possibili. Non mi piacevano i monopoli in generale, e certamente non riuscivo a concepire che il nome di Joe fosse di proprietà di qualcuno.

Non conoscevo Gallagher, ma dopo quarant'anni di pratica legale, avevo conosciuto molte persone che si guadagnavano da vivere acquistando un nome, una concessione mineraria o una servitù non per usarli, ma per costringere qualcuno che aveva bisogno del nome, o di un diritto di passaggio, e così via, a pagare fior di dollari di riscatto. Non era il caso di Romana; la sua fu una storia diversa. La trovai sconcertante. Sapevo che voleva essere considerata la Regina del Pilates, ma cosa si aspettava di guadagnarci aiutando Gallagher a ricavare le royalty? Non si rendeva conto che quello che stava facendo avrebbe danneggiato il suo regno? Non aveva abbastanza rispetto per Joe e Clara da capire quanto loro stessi si sarebbero opposti a Gallagher? Forse sottovalutavo il potere di persuasione di Gallagher.

Quello che sapevo per certo era che permettere a Romana, o a chiunque altro, di poter dettare a tutti gli altri ciò che era o non era Pilates avrebbe impedito la sua rinascita. Questo naturalmente avrebbe messo fine al flusso delle royalty a vantaggio di Gallagher. Mi stupì che né Romana, né Gallagher lo capissero.

Decisi di provare a dissuaderla da questa follia. Se fosse stata allontanata da Sean, lui avrebbe dovuto desistere. Non poteva fare affari senza di lei. Le sue lettere di diffida sarebbero state trattate come uno scherzo.

Quando chiamai Romana, dopo non averla sentita per molti anni, intuii dalla sua voce brusca e sprezzante che sapeva di cosa si trattasse. Stette ad ascoltarmi mentre cercavo di coinvolgerla del nuovo e rivitalizzato Pilates. Ma non stavo parlando con una persona sensata. Stavo parlando con una diva, colei che si era autoproclamata successore di Joseph Pilates... si era completamente calata nel personaggio mitico che avevo creato per lei molti anni prima. Tutta colpa mia, suppongo. Un tempo era stata mia amica, la mia insegnante di Pilates, l'insegnante di danza dei miei figli, la mia socia in affari. Riattaccò il telefono.

Come Ken, mi preparai all'aspra battaglia che si profilava.

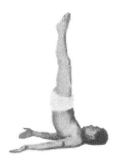

CAPITOLO 8

L'eredità di Joe sulla bilancia della giustizia

Era una tipica giornata di giugno a New York, nel 2000, calda e afosa, quando l'ufficiale giudiziario richiamò all'ordine i presenti nel tribunale del distretto meridionale di New York, nel caso identificato come: Pilates, Inc. contro Current Concepts, Inc. e Kenneth Endelman. Ci vollero più di quattro anni prima che si arrivasse al processo. E nessuna delle due parti aveva causato ritardi ingiustificati.

Il tribunale vecchio stile era ospitato in un imponente edificio classicheggiante all'estremo meridionale di Manhattan. Era a due passi dal negozio di abbigliamento del mio bisnonno ai margini di Chinatown, un tempo popolare, ma che ormai non era più in attività. Conoscevo bene il palazzo di giustizia degli Stati Uniti e Chinatown. Quarant'anni di pratica legale mi avevano insegnato due cose sui contenziosi: sono lenti e imprevedibili. La giustizia era sfuggente e costosa.

Mentre per l'ennesima volta nella mia carriera di avvocato arrancavo su quei gradini, anche se questa volta nel ruolo di testimone, presi a pensare a quanto la causa fosse paradossale. Joe aveva passato la sua vita a nascondersi dal governo, e ora il suo sogno professionale di una vita sarebbe stato reso possibile o annientato dallo stesso governo che aveva cercato di evitare.

Il processo che stava per iniziare non era il primo scontro in tribunale tra Endelman e Gallagher. Sean non ebbe la risposta che si aspettava o che sperava di ottenere dalle sue lettere di diffida, e sapeva di dover passare dalle minacce all'azione. Nel 1998 fece causa a un piccolo studio, a titolo di esempio della sua determinazione e del suo potere. Come prima vittima, e per spaventare tutti gli altri in modo che si sottomettessero rapidamente, scelse Deborah Lessen, un'insegnante di Pilates di New York, che aveva uno studio di piccole dimensioni ed era stata formata da un'allieva di Joe. Per posizione, credenziali e reputazione, era una concorrente di Romana.

La Lessen aveva avviato il Greene Street Studio nel 1983. Aveva insegnato Pilates per dieci anni. Identificava la sua attività e il suo studio con il nome di Pilates. Una sera, mentre se ne stava seduta nel suo salotto, le fu notificata la convocazione alla corte federale. Sean Gallagher stava cercando di ottenere un'ingiunzione del tribunale che impedisse alla Lessen di utilizzare il nome Pilates per descrivere ciò che insegnava. Pretendeva anche i "danni" per l'uso passato del nome da parte della Lessen. Gallagher, con i suoi soliti modi scortesi, non l'aveva chiamata, né aveva preso alcun contatto con lei; l'aveva direttamente citata in giudizio. Secondo la Lessen, l'incaricato del tribunale le era piombato "in salotto come un meteorite". Lessen incaricò Lawrence Stanley di difenderla. Scelta intelligente. Stanley conosceva il Pilates e la legge sulla proprietà intellettuale. Questo fu il suo verdetto: "Questo è un imbroglio; Gallagher non può rivendicare alcun diritto; lei deve reagire".

E lei reagì. Per sostenere le spese legali, contattò altri insegnanti Pilates in tutto il Paese, tutti potenziali trasgressori, che contribuirono generosamente. La Lessen organizzò persino una raccolta di fondi a New York. Ma ciò che le permise di resistere fu il sostegno di Ken Endelman.

Ken agì sulla leva finanziaria. Il caso della Lessen confluì successivamente nel caso Endelman.

Ken Endelman ingaggiò Gordon Troy, un avvocato del Vermont molto competente e con i piedi per terra. Ken, insieme a diversi altri proprietari di studi, costituì una società benefica senza scopo di lucro chiamata Joseph H. Pilates Foundation, che fungesse, tra le altre cose, da scudo contro Gallagher. Come il toro che carica la cappa rossa, Gallagher fece causa alla fondazione, che optò per risparmiare i fondi del contenzioso e patteggiare. La strategia della terra bruciata messa in atto da Sean Gallagher segnò una vittoria che lo convinse di poter avere la meglio su Endelman, nonostante la rivendicazione inconsistente.

La tattica di Ken fu un errore, fortunatamente non grave. Nonostante la momentanea sconfitta legale, Ken continuò a usare il nome Pilates per descrivere i suoi prodotti. Sean avviò la causa contro Ken personalmente e contro la sua società. Ken respinse la rivendicazione di proprietà di Sean e intraprese un'azione per invalidare i marchi. Questa era la causa madre, la causa che sarebbe stata giudicata ai piani superiori dell'imponente palazzo di giustizia.

Poco dopo aver avviato la causa, Gallagher ottenne una vittoria nelle manovre preprocessuali contro Ken. Ken aveva ottenuto il permesso del tribunale di avviare una class action da parte di tutti coloro che utilizzavano la parola Pilates. C'erano diverse buone ragioni perché Ken riunisse tutto il popolo del Pilates in un'unica causa, comprese le considerazioni di economia giudiziaria. Era un terno al lotto. Se avesse funzionato, tutti avrebbero potuto usare il nome Pilates. In caso contrario, nessuno avrebbe più potuto utilizzarlo. C'era di mezzo un aspetto di natura psicologica: il tribunale si sarebbe accorto di quante imprese usavano quel nome. Poiché Ken aveva promosso la class action, gli fu richiesto di pagare le considerevoli spese necessarie per coinvolgere tutti quanti. Considerati questi costi straordinari, Ken e Troy decisero di non spendere il denaro necessario per fare convergere tutti gli interessati in un'unica causa. Ken e i suoi avvocati ritennero che la class action non fosse necessaria; se Ken avesse vinto la causa individualmente, i marchi sarebbero stati invalidati e chiunque avrebbe potuto usare il nome senza timore di Gallagher. Se avesse perso la causa, sarebbe stato un male per lui e la cosa avrebbe creato un precedente complicato, ma almeno non avrebbe vincolato nessun altro. Ken chiese alla corte di annullare la class action. Gallagher si dovette sentire rincuorato dal cambio di rotta di Ken, supponendo a ragione che fosse dovuto alla mancanza di denaro. Gallagher la considerò una vittoria, perché Ken aveva ceduto. Questo risultato, unito alla precedente vittoria culminata nella chiusura della fondazione, deve aver convinto Sean che bastasse picchiare un po' di più i pugni e far sentire un po' di sinistri tintinnii di sciabole in più, ed Endelman avrebbe ripiegato. Gallagher avrebbe vinto la guerra grazie a un patteggiamento. Dopo tutto, fino a quel momento il suo bullismo aveva funzionato.

Quando tutte le prese di posizione e le negoziazioni terminarono e iniziò il processo, la risoluzione del caso in un modo o nell'altro era una certezza; il ritorno del Pilates e la sopravvivenza delle attività che aveva generato dovevano essere decretati dal giudice della corte, Miriam Cedarbaum. Il caso non sarebbe potuto approdare al cospetto di un giudice migliore. Miriam Cedarbaum, newyorkese fino all'osso, che aveva frequentato la Erasmus Hall High School di Brooklyn, il Barnard College e la Columbia Law School, era giudice federale da quattordici anni. Doveva ancora lasciare il segno nel diritto in materia di marchi. Il caso Pilates sarebbe stato l'inizio. Successivamente, la giudice Cedarbaum si fece conoscere per la sua decisione nella disputa sulla proprietà delle coreografie di Martha Graham (singolare coincidenza che Martha Graham fosse stata una cliente di Joe e che gli avesse mandato molti ballerini infortunati, compreso Ron Fletcher).

La Cedarbaum era intelligente, disciplinata, attenta: una tipica giurista concreta del distretto meridionale di New York. Era dura con gli avvocati, ma se si voleva avere giustizia, c'era da considerarsi molto fortunati se c'era Miriam Cedarbaum a presiedere. Se avessi avuto un angelo posato sulla spalla, lei lo avrebbe scorto. O se ci fosse stato il diavolo dietro di te, avrebbe visto anche quello. Miriam Cedarbaum aveva fatto il giro dell'isolato, un viaggio essenziale per ogni giudice prima di sedersi al suo posto, quasi perfettamente immobile. Era al banco della legge per fare giustizia.

Quando l'ufficiale giudiziario colpì il martelletto sul blocco di quercia posto sul banco del giudice, ordinando contemporaneamente "In piedi", fu avviato il processo per determinare se una parola, "Pilates", era descrittiva di un metodo di esercizi e quindi apparteneva al pubblico, o se era una "proprietà", in quanto identificava univocamente uno specifico servizio o il produttore delle attrezzature utilizzate.

La soluzione di questa controversia non era semplice. Non era una questione di buon senso. Non era una questione di giustizia ed equità. Si trattava della creazione della proprietà privata su basi legali. Se Pilates, il nome di una persona, era da considerarsi proprietà privata, come Ford, per esempio, allora Ken Endelman concesse che lui e tutto il popolo del Pilates stavano utilizzando il nome come occupatori abusivi di una proprietà: trasgredivano i diritti di Sean. Il tribunale li avrebbe sfrattati nonostante il loro prolungato uso del nome e la loro dipendenza da esso? La legge favorisce i diritti dei proprietari e non ha pietà per i trasgressori. Una persona affamata non può entrare nel prato di qualcuno senza permesso e raccogliere una mela dall'albero del proprietario.

La posta in gioco era alta per quanto riguardava l'esito del caso: se la corte gli avesse riconosciuto i diritti di proprietà privata, Sean avrebbe potuto spremere tutto quello che voleva da chiunque avesse avuto bisogno di usare il nome "Pilates" per descrivere ciò che offriva o produceva. Avrebbe potuto negare loro l'uso del nome e farli chiudere del tutto. Avrebbe detenuto il monopolio del nome e lui, insieme a quelli a cui concedeva la licenza, avrebbero potuto sostenere di essere gli unici veri fornitori di Pilates. Era tutto o niente per ciascuna parte: non c'era una via di mezzo. Per accrescere la tensione, la decisione del giudice sarebbe stata definitiva in quanto questione pratica. Il perdente avrebbe potuto fare appello, ma c'era solo una piccola possibilità di rovesciare la decisione di un giudice così attento e intelligente. Raramente il giudice Cedarbaum commetteva un errore tanto grave da far ribaltare la sua decisione. E la parte più importante del suo lavoro in questo caso era l'accertamento dei fatti. Non c'era una giuria ad accertare i fatti. Una volta che il giudice arrivava ai "fatti", questi raramente venivano contestati.

Di fronte al giudice, seduti al tavolo sulla destra, c'erano il ricorrente, Sean Gallagher, e i suoi avvocati. Ken Endelman e i suoi avvocati sedevano al tavolo a sinistra. A me, che stavo seduto dietro la sbarra come spettatore, una vittoria di Sean non avrebbe cambiato la vita. Sarebbe stata un brutto colpo dal punto di vista emotivo. Sarei rimasto deluso se il nome di Joe avesse potuto essere commercializzato da Gallagher, una persona che Joe avrebbe disprezzato, e se il suo programma di esercizi fosse stato controllato da Romana, che come discepola autoproclamata era una truffatrice, una persona che lui aveva semplicemente curato dopo un infortunio e che non aveva mai certificato per l'insegnamento. E su un altro piano, veder scaturire dalla legge, alla quale avevo dedicato tutta la mia vita, ciò che percepivo come un'enorme ingiustizia sarebbe stato deprimente. Seduti con me c'erano circa cinquanta spettatori, quasi lo stesso numero di persone che praticavano Contrology nel 1967, l'anno in cui Joe morì. Alcuni erano allineati con Gallagher; la maggior parte erano insegnanti di Pilates il cui sostentamento era in gioco, fortemente minacciato.

Il giudice Cedarbaum, seduta in alto sul banco, doveva ignorare tutto a eccezione dei fatti così come le erano stati presentati. Il suo compito era quello di vagliare le prove e stabilire la sua versione dei fatti. La legge, nell'interpretazione del giudice Cedarbaum, sarebbe stata poi applicata ai fatti così come lei li aveva accertati. Teoricamente, doveva mantenersi indifferente alle conseguenze per le vite di chi le stava di fronte. La giustizia, con tutta la soggettività dei fatti e dell'interpretazione del giudice, era davvero cieca? Per quanto il giudice Cedarbaum facesse bene, il suo lavoro era una questione strettamente personale. Non rispondeva a nessuno: era stata nominata a vita.

Appena iniziato il processo, fu evidente che il giudice Cedarbaum non aveva idea di che cosa fosse il Pilates. Non conosceva l'habitat naturale del Pilates: lo studio. Così il sempre collaborativo avvocato del ricorrente, Kenneth Bressler, a cui mi ero opposto anni prima in un'altra causa, suggerì al giudice di recarsi allo studio di Romana per vedere di persona di cosa si trattasse. Gli avvocati di Endelman, Robert Fogelnest e Gordon Troy, avrebbero preferito un luogo neutrale, ma non avevano alcun motivo valido per contestare questa proposta. Dopo tutto, non volevano apparire sulle difensive.

Il giorno successivo, il processo sarebbe iniziato nello studio dove Sean e Romana lavoravano: Drago's, "la palestra" nell'elegante East Side di New York, a un isolato o due da Tiffany, Bergdorf Goodman e Henri Bendel. Il trasferimento della corte per permettere al giudice di vedere il Pilates in azione richiese un minibus per il trasporto del personale: il giudice, il suo cancelliere, lo stenografo, l'ufficiale giudiziario e la sicurezza. Le parti in causa e i loro legali dovevano arrivare per conto loro. Una volta lì, si affollarono tutti in un piccolo studio dove Romana aveva allestito un Reformer e ingaggiato una delle sue giovani insegnanti-apprendiste per recitare la parte del cliente.

Romana era nel suo elemento naturale. Fu il suo giorno di gloria. Fece svolgere all'allieva una serie "classica" di esercizi alla Romana, facendo correzioni con la sua voce roca. Romana cercò di convincere il giudice che il Pilates dimostrato era l'unico vero Pilates, "perché era esattamente come Joe Pilates lo aveva insegnato", sostenne. Trascurò di menzionare che aveva adattato i movimenti e alterato le posizioni per conformarle alla sua estetica di insegnante di danza classica. Nelle sue istruzioni utilizzava persino termini della danza classica come "seconda posizione" o "plié". Ai suoi clienti, in tempi precedenti, quando ero uno di loro, non importava come chiamasse le cose, né si curavano degli aggiustamenti, anche se Joe sarebbe rabbrividito al pensiero di Contrology infettato dai termini della danza classica.

Le cose da Drago's stavano andando bene per il ricorrente Gallagher, o così sembrava, mentre il giudice osservava la coreografia estremamente precisa e particolare che Romana stava dimostrando. L'allieva obbediva puntualmente alle indicazioni di Romana. Sia Romana che l'allieva erano belle da vedere: il Pilates come arte, il Pilates come balletto coreografato con precisione. La dimostrazione era convincente: il Pilates era questo, e nient'altro che questo, un preciso metodo sviluppato da Joseph Pilates e di sua proprietà, trasferito attraverso regolare documentazione legale. L'avvocato del ricorrente deve essersi congratulato con se stesso per aver ideato la strategia di portare il giudice nella palestra Drago's. L'ago della bilancia della giustizia pendeva dalla sua parte.

Ma, come succede sempre in televisione (anche se raramente in una vera aula di tribunale), ci fu un fulmine a ciel sereno. Quando la dimostrazione di Romana del "vero" Pilates si concluse, con l'allieva sufficientemente sciolta e madida di sudore, il giudice si rivolse alla giovane donna e le chiese casualmente, apparentemente per curiosità personale: "E per te com'è stato?» (Il giudice Cedarbaum aveva un senso dell'umorismo un po' cinico e a volte malizioso).

L'allieva rispose: "Fantastico, ma molto diverso dal Pilates insegnato da Kathy Grant, la mia ex-insegnante".

Cosa? Diverso dal Pilates di Kathy Grant? Il giudice chiese chi fosse Kathy Grant. Troy, l'avvocato di Ken, fu lieto di fornire la risposta. "Kathy era una delle sole due persone certificate da Joseph Pilates per insegnare. È stata certificata nel 1964, dopo duemila e duecento ore di formazione con il signor Pilates. Kathy ha gestito per molti anni lo studio di Pilates da Bendel con l'autorizzazione di Joe, e ora insegna Pilates alla New York University nella sua famosa Tisch School of the Arts". Troy aggiunse che Kathy Grant avrebbe testimoniato.

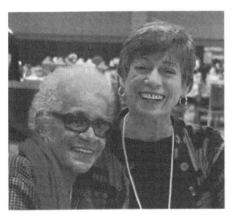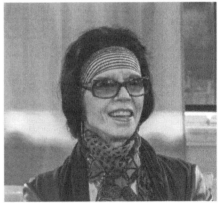

A sinistra: Kathy Grant e Lolita San Miguel, amate insegnanti certificate di Pilates formate da Joe.
A destra: Mary Bowen, un'altra "elder" formata da Joe.

L'allieva di Romana aveva aperto una grave crepa nel caso Gallagher. E come diceva il compianto poeta e cantautore Leonard Cohen, la crepa permette alla luce di filtrare. E quel piccolo raggio di luce sollevava domande sostanziali: due tipi diversi di Pilates? Insegnati da due insegnanti affermati, entrambi legati a Joseph Pilates? La risposta dell'allieva deve avere ronzato nella mente del giudice. Il ricorrente Gallagher non sosteneva di essere il solo a detenere la proprietà del nome? Davanti al giudice c'era un'allieva già esposta a due insegnamenti, secondo lei, uno diverso dall'altro.

L'avvocato di Gallagher, Ken Bressler, fu improvvisamente costretto a domandarsi se avesse sotto mano un caso migliore, o anche solo un caso decente. Era evidente che c'erano problemi in vista. Miriam Cedarbaum, il giudice, era molto acuta. Bressler era un avvocato intelligente e deve aver capito che gli serviva più di una dimostrazione, oltre a tutti i documenti, per stabilire la validità e l'applicabilità del marchio. Il suo cliente gli aveva raccontato tutta la storia? Con il tempo lo si sarebbe saputo. La dimostrazione era solo il prologo. E l'allieva non era sotto giuramento. Bressler, dopo lo shock momentaneo, credette di potersi riprendere; la gran parte del processo doveva ancora svolgersi.

Tornati in aula, arrivò per Gallagher il momento di presentare i suoi testimoni, e Romana fu chiamata a testimoniare. Era composta, confortata dalla soddisfazione per la sua dimostrazione. E abile come una navigata donna di spettacolo. Romana testimoniò che il programma di esercizi denominato Pilates era stato affidato esclusivamente a lei dallo "zio Joe", come lei lo chiamava. Romana era enfatica: insegnava Pilates esattamente come lo zio Joe aveva prescritto. Lui voleva che facesse in modo che tutti seguissero i suoi movimenti con precisione.

Seduto in aula, conoscevo una versione diversa. L'ultima volta che Romana aveva fatto Contrology sotto la guida di Joe era stato nel 1944, quando era adolescente. Quello che faceva allora non era il programma completo svolto da ciascun cliente di Joe, ma una serie speciale di esercizi progettati da Joe appositamente per il suo infortunio di allora. Più di vent'anni dopo, nel 1972, quando divenne responsabile del nuovo studio, dovette imparare ex novo le serie di esercizi. John Winters, l'ex-assistente di Joe, la portò rapidamente in pari. Imparò quello che doveva in modo veloce e preciso.

Feci una riflessione sulla parte che avevo avuto nell'incoraggiare Romana a credere di essere il successore di Joe. Quando l'avevo convinta a prendere in gestione lo studio, molto tempo prima, il mio suggerimento era un'allettante finzione. Pensavo, sbagliandomi, che l'avesse capito. Romana, che aveva molta dimestichezza con l'interpretazione di ruoli, amava così tanto la parte che aveva deciso di immedesimarvisi completamente. All'epoca mi ero perdonato quella che credevo essere solo una bugia di poco conto, perché la consideravo una finzione innocua: un espediente nato dalla disperazione, che escludeva che Romana o il Pilates avrebbero mai potuto essere abbastanza importanti da finire in un tribunale federale. Era giustificato che Romana assumesse il ruolo di insegnante principale nello studio della 56a strada, ma l'idea che fosse l'unico incontestabile arbitro di chi potesse usare la parola Pilates era impensabile. Sapevo che Joe non avrebbe mai consacrato né lei, né nessun altro, in questo ruolo. Romana fu interrogata amichevolmente da Bressler, l'avvocato di Gallagher. Raccontò la sua storia con tutta l'umiltà che una diva può dimostrare, non molta in effetti. La sua testimonianza era tutta incentrata sul suo ruolo, la sua importanza e la necessità di decidere ciò che era e non era Pilates, in qualità di agente di Sean. Stavo là seduto chiedendomi come qualcuno, compresa Romana, potesse dire se un certo esercizio era o non era Pilates. Io non ero in grado di farlo, e avevo passato anni con Joe. Joe cambiava gli esercizi in funzione delle diverse persone, o anche solo quando ne aveva voglia.

La posizione di Romana era assurda, e dato che non c'erano prove su quali standard dovessero essere applicati, ero certo che il giudice avrebbe contestato l'idea che una persona fosse consacrata come decisore di che cosa fosse o non fosse Pilates. Passai a Ken una nota per Gordon Troy, sottolineando questo punto e suggerendogli di evitare l'argomento. Conoscevo abbastanza bene Romana da sapere che si sarebbe inventata qualcosa, se Bressler le avesse fatto pressione in merito a un possibile standard praticabile. Bressler non glielo chiese, e io tirai un sospiro di sollievo.

Come tutti i buoni avvocati, Gordon Troy, che stava seduto accanto a Ken, aveva una sensibilità speciale per individuare i tratti di personalità che potevano essere sfruttati a suo favore. Il grande coinvolgimento personale di Romana e il suo stile drammatico non gli potevano sfuggire, e lui scorse un'opportunità di usare Romana a vantaggio di Ken. Non si sarebbe trattato di un controinterrogatorio per mettere alla prova la sua credibilità, farla inciampare in incongruenze e inverosimiglianze, come accade in televisione. Questo sarebbe stato un controinterrogatorio per farla parlare troppo, per farla esagerare. Troy iniziò il suo interrogatorio con delle domande pertinenti, gentili e rispettose. Incoraggiò Romana, ora seduta in posizione insostenibilmente eretta, ad amplificare il suo ruolo nel mondo del Pilates. Romana abboccò all'amo. Ingigantiva la genialità del Pilates e quanto fosse meraviglioso per la mente e il corpo. Romana ammise che i ballerini si riscaldavano facendo quello che chiamavano "il Pilates". Troy le chiese: "Il termine Pilates, quando viene usato dai ballerini, è usato nel modo in cui il tennis da tavolo è chiamato ping-pong?" Romana rispose affermativamente.

Bingo! Esattamente quello che voleva Troy. Il giudice prendeva appunti. Troy a quel punto era carico e voleva estorcere altro a Romana.

Romana citò molti insegnanti che usavano la parola Pilates per descrivere i loro servizi. Testimoniò che erano "sparsi" in giro per gli Stati Uniti. Ammise che tutti gli insegnanti che aveva formato, e tutti gli insegnanti che conosceva, identificavano quello che facevano o insegnavano come Pilates.

Gli insegnanti in grado di fornire questa importante prova erano seduti tra il pubblico di fronte a Romana. E sarebbero stati chiamati a testimoniare. Ma prima Troy voleva che questa prova venisse dal testimone chiave di Sean. Romana era una persona onesta e con solidi principi. Ma anche se avesse voluto mentire, non avrebbe potuto farlo sapendo che sarebbe stata sfidata da Ron Fletcher, Kathy Grant, il produttore di attrezzature Donald Gratz, il chirurgo ortopedico dott. James Garrick, e da un manipolo di insegnanti affermati, come Amy Taylor (Alpers) di Boulder, in Colorado, che Romana aveva addestrato e certificato. Bastò pungolarla leggermente, perché Romana raccontasse alla corte di aver formato centinaia di allievi come insegnanti professionisti di Pilates. Riconobbe che c'erano insegnanti di Pilates che erano stati formati da altri. Romana ammise che chiunque volesse fare Pilates, per esempio a Omaha, in Nebraska, o a Denver, in Colorado, avrebbe potuto trovare un insegnante semplicemente cercando sotto Pilates sulle pagine gialle.

Il giudice Cedarbaum ascoltava con molta attenzione. Romana era una testimone importante. Il giudice si rivolse a lei e le chiese: "Quando la gente parla di Pilates, e lo fa come lo fa lei, non sta parlando di lei, ma del metodo di esercizi, giusto?"

Eccolo lì, l'unico fatto in grado di determinare chi avrebbe vinto. O il Pilates era collegato a Romana, e Gallagher avrebbe avuto la meglio, o era semplicemente descrittivo di un metodo di esercizi, e in tal caso Gallagher avrebbe perso e i suoi marchi sarebbero diventati qualcosa privo di valore. Quale delle due opzioni? Il caso dipendeva dalla risposta di Romana.

Romana disse spontaneamente: "Lo spero".

Con questa risposta tanto destinata a rovesciare la situazione, quanto sincera, Romana ammetteva che la parola Pilates veniva utilizzata dal pubblico dei consumatori per riferirsi a un metodo di esercizi. Chi volesse praticare Pilates avrebbe potuto trovarlo ovunque. Nessuno avrebbe pensato di dover andare da Romana o da Sean per poterlo fare.

A quel punto, il caso Gallagher era nel caos. Troy si girò verso Ken e gli disse: "Credo che ci siamo". Sean, apparentemente ancora ignaro dei requisiti legali di un marchio che identifichi l'origine di un bene particolare, si alzò e abbracciò Romana. La sua era stata una buona performance, ma, cosa che apparentemente sfuggiva a Sean, era in realtà una sconfitta. A quanto pareva, l'avvocato di Sean non aveva parlato con Romana prima di intentare la causa. Peccato che nessuno avesse fatto notare a Sean e a Romana, quando avevano fatto ricorso alla rappresentanza legale, che la loro rivendicazione come proprietari del nome Pilates era discutibile. Forse gli avvocati di Sean non avevano previsto il peso delle testimonianze. Forse Sean e Romana non avevano ascoltato i loro avvocati. Non aveva più importanza. Quando la testimonianza di Romana si concluse, era chiaro che lei e Sean con la loro testimonianza erano finiti dalla parte sbagliata. Le lettere di diffida erano minacce fasulle e vuote, che purtroppo richiesero un grande sforzo per essere ridimensionate.

Romana, l'unica persona che avrebbe potuto mettere tutti d'accordo nella definizione degli standard minimi necessari per diventare un insegnante di Pilates certificato, sostenendo Sean Gallagher e insistendo sulla propria rilevanza, aveva spaccato la comunità in due. Nel suo campo stavano gli originali o classicisti, coloro che sostenevano di insegnare il vero Pilates, quelli che lei stessa aveva formato. Ancora oggi vengono chiamati "il popolo di Romana". Tutti gli altri insegnanti, molti dei quali sostenevano di essere insegnanti classici, persino i pochi insegnanti formati da Joe che ancora sopravvivevano, sostenevano un Pilates aperto e disponibile a chiunque lo imparasse e lo rispettasse.

Sfortunatamente, a Romana non bastò il fatto di essere riconosciuta come una grande insegnante e istruttrice degli insegnanti, cosa che effettivamente era. Non bastava essere accreditati e rispettati per mantenere vivo il metodo e l'eredità di Joe. Conoscevo Romana, e non ho mai pensato che la sua partecipazione al piano di Gallagher per fare soldi facili fosse una sua idea. Sono sicuro che fosse caduta sotto l'influenza di Sean. L'aveva sedotta, come avevo fatto io venticinque anni prima, facendo appello alla sua vanità, ai suoi geni da diva. Non era stato difficile. Il suo bisogno di essere riconosciuta come la Custode del Pilates combaciava perfettamente con il bisogno di Sean di fare soldi facilmente, vendendo qualcosa che non era mai stato suo.

Ma anche se sentiva il suo caso sgretolarsi, Sean sapeva di non poterne uscire senza considerare l'alta probabilità che il tribunale gli facesse pagare le spese legali per aver intentato una causa senza fondamento. Aveva già abbastanza problemi a pagare il suo avvocato. Si era spinto in avanti con determinazione imprenditoriale. Dopo tutto, la corte non aveva sentito la versione di Sean, la storia, come lui la dipingeva, del suo innocente acquisto di un nome registrato, con la genuina intenzione di far rivivere e preservare il meraviglioso programma di esercizi di Joe. Senza dubbio aveva pensato di poter vendere questa storia al giudice. Salì sul banco dei testimoni.

Come Romana, Sean si rivelò un testimone fondamentale, ma per il suo avversario. Per detenere un marchio valido, Sean avrebbe dovuto collegare l'acquisto del marchio a un'impresa in essere. Per poter essere una proprietà privata, i marchi devono identificare un prodotto o un servizio. I marchi sono molto più che semplici nomi. Su invito del suo avvocato, Sean raccontò la storia del suo acquisto da Wei-Tai Hom. Testimoniò di aver acquistato tutto: l'attrezzatura, le liste dei clienti, il favore dei clienti e una collezione di fotografie di Joe e dei suoi esercizi risalente agli anni '40. A questo punto aveva soddisfatto il requisito "collegato a un'impresa". Tutto quello che doveva fare era utilizzare i beni come in un'impresa, e il fallimento di Wei-Tai avrebbe potuto favorire il suo successo. Doveva solo attenersi a questa storia nel controinterrogatorio.

Troy era molto interessato alla faccenda dell'acquisizione. Si poteva considerare un'impresa al momento dell'acquisto? Sean raccontò la sua storia recente, riconobbe che non era in attività, ma dichiarò che tutti i beni che avrebbero permesso di riavviare l'impresa erano lì a disposizione. D'accordo, poteva essere credibile. Troy insistette e fece domande sui beni acquisiti. Cosa ne era stato? Per Sean questa era una domanda facile: aveva venduto la maggior parte delle attrezzature ad altri, e non aveva cercato di rivitalizzare la base dei clienti. Troy gli chiese di nuovo delle liste dei clienti: Sean le aveva ancora? Sean disse di no, le aveva bruciate insieme all'80% degli archivi.

Bruciate? Chi farebbe mai una cosa simile? Triturate, probabilmente, gettate via, forse, ma bruciate? Bene, questo suonava strano, ma l'impatto legale della testimonianza di Sean era fatale: aveva ammesso di aver acquistato i beni solo per impossessarsi del marchio. Il resto era stato venduto o gettato nel fuoco. Non esisteva alcuna attività. E il marchio rimasto non lo aveva avuto da Joe, e nemmeno dal nostro gruppo, ma da Aris Isotoner. Grazie, Sean!

So di non essere stato il solo a essere stupito sentendo questa testimonianza. Sean e Romana avevano insistito con una rivendicazione che non aveva alcun valore e i loro avvocati avrebbero dovuto saperlo. Avevano minacciato di mettere fuori gioco istruttori di Pilates che si davano un gran da fare e la loro attività. Avevano messo in pericolo l'azienda di Ken. Avevano sostenuto enormi spese legali, costretto altri a sostenere spese altrettanto grandi, sprecato tempo giudiziario e fatto tutto questo senza alcuno scopo, se non quello di guadagnare qualche dollaro dal lavoro di qualcun altro.

C'era di mezzo un crudele paradosso. Sean aveva mentito in tribunale testimoniando di aver distrutto l'archivio. Lo sappiamo oggi perché gran parte dell'archivio esiste ancora, e Sean ne vende l'accesso. Durante la cosiddetta "fase di scoperta" precedente il processo, Ken e Troy avevano cercato di esaminare i documenti aziendali e l'archivio che Sean aveva acquistato. Cercavano prove di qualsiasi tentativo da parte di Joe di proteggere il suo nome o i progetti della sua attrezzatura. Troy aveva notificato a Sean una richiesta di ispezione di questi documenti. Sean si era rifiutato, attraverso un documento giurato, con la motivazione che quel materiale non esisteva più perché era andato bruciato in un incendio. I legali di Endelman non avevano creduto a questa storia.

Ora, alla sbarra, Sean era intrappolato nella sua stessa bugia. Se aveva detto la verità sul banco dei testimoni, stava ammettendo di avere rilasciato falsa testimonianza già nella prima fase del caso. Se si fosse attenuto alla sua storia, secondo la quale "li aveva bruciati", al momento non si sarebbe potuta provare la falsa testimonianza, ma avrebbe fatto andare a monte il suo caso per mancanza di attività commerciale. Troy lo sapeva e anche Sean lo sapeva. Se fosse stata smascherata la sua bugia quando aveva detto "li ho bruciati", testimoniando che possedeva ancora i registri dei clienti e dell'attività, il suo caso avrebbe potuto avere una possibilità di soddisfare il requisito dell'esistenza di un'"attività", ma la sua precedente falsa testimonianza lo avrebbe mandato a picco. Il giudice avrebbe anche potuto respingerla. Se Sean avesse continuato a mentire sul fatto di aver bruciato i documenti aziendali, avrebbe ammesso di non avere alcun interesse nell'attività legata al Pilates, rivelando di essere interessato solo al nome. Sean, sostenendo la sua bugia, consegnò al giudice le prove per concludere che aveva acquistato un marchio separatamente da un'impresa. Sean possedeva, in gergo legale, un marchio nudo, quindi privo di validità.

Quando Troy parlò in difesa di Endelman, venne enfatizzata la definizione di Pilates come programma di esercizi. Molti testimoni, tra cui

Endelman e Fletcher, raccontarono alla corte la loro storia e l'utilizzo da loro fatto del nome Pilates. Ventiquattro insegnanti professionisti fornirono la loro testimonianza, alcuni di questi certificati da altri insegnanti "sparsi per il paese", come Romana aveva dichiarato in precedenza. Gli esercizi e le serie insegnate dai professionisti variavano molto, a discrezione del singolo insegnante, delle sue conoscenze e del suo senso estetico. Ogni testimone confermò che ciò che insegnava derivava dal metodo sviluppato da Joseph Pilates. Ogni testimone descrisse quello che intendeva come Pilates, proprio come aveva fatto Romana in precedenza. Ogni insegnante riconobbe che non c'era altro modo per descrivere quello che faceva, o quello che facevano i clienti, se non definendolo Pilates.

Sono stato chiamato a testimoniare per Ken. Dopo aver parlato del mio rapporto con Joe e Clara, e della storia dell'attività dopo la morte di Joe, raccontai alla corte il sogno di Joseph Pilates che tutti potessero fare quello che lui allora chiamava "Contrology". Testimoniai che Joe e Clara non avevano mai cercato di riscuotere royalty, e che Joe sarebbe stato orgoglioso che il suo lavoro ricevesse finalmente l'accoglienza desiderata, cosa che stava accadendo più o meno nel periodo che lui aveva predetto dal suo letto di morte, circa trentatré anni prima. Testimoniai che il Pilates che avevo praticato a New York, in Francia, in Inghilterra, a Los Angeles e a Telluride era ogni volta diverso, ma che si trattava sempre di Pilates. Né il giudice, né alcun avvocato mi chiesero come potevo dire che quello che stavo praticando fosse Pilates.

Quando il giudice Cedarbaum emise il suo verdetto molti mesi dopo, nell'ottobre 2000, esso fu chiaro e devastante. Per i vincitori, fu una lettura interessante. Da parte mia, tutto quello che mi interessava era la conclusione del giudice, una delle tante, che sosteneva che "il ricorrente non può monopolizzare un metodo di esercizi (o) la parola generica utilizzata per descriverlo". Così fallì lo sventurato tentativo di Sean Gallagher di fare soldi sul lavoro di un uomo che non aveva mai conosciuto e su un programma di cui non aveva capito il significato. Se Gallagher e Romana avessero avuto successo, ci sono buone ragioni per credere che avrebbero calpestato i germogli che stavano spuntando, dal 1990 circa, da un terreno rimasto sostanzialmente dormiente dal 1967. Con la decisione del giudice, la parola "Pilates" divenne un termine descrittivo a disposizione di chiunque lo volesse utilizzare. Oggi è un nome comune grazie alla tenacia di Ken Endelman, al coraggio di Ron Fletcher, al genio di Joseph Pilates e alla dedizione e alla passione di migliaia di persone che amano questo lavoro al punto da alzarsi ogni mattina desiderose di insegnarlo agli altri.

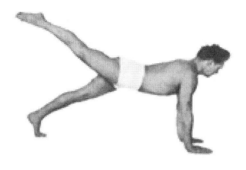

CAPITOLO 9

L'origine

Joseph Pilates e il suo metodo di esercizi erano conosciuti negli Stati Uniti già da ottant'anni quando preparai la mia prima conferenza nel 2007. Il Pilates era ormai insegnato da migliaia di persone e praticato da milioni. Il nome, diffuso ovunque, aveva superato la prova del fuoco nel corso di una causa federale ed era divenuto di pubblico dominio. Eppure, sorprendentemente, nessuno sapeva da dove venisse quel programma di esercizi, se non dalla mente di Joseph Pilates. Cosa l'aveva spinto a inventarlo? Nessuno lo sapeva. Joe non ha mai rivelato le fonti della sua ispirazione e non ne ha mai parlato. Quando veniva incalzato perché fornisse una risposta, era solito dire: "Conosco i movimenti del corpo umano". Fine della discussione.

La mancanza di informazioni mi lasciava perplesso. Io e tutti gli altri conoscevamo la straordinaria sensibilità di Joe per il corpo umano. Ma cosa lo aveva ispirato nella concezione del suo elaborato programma di esercizi? Controllogy sembrava essere spuntato fuori subito dopo il suo arrivo negli Stati Uniti. Avevo la sensazione che, come altri aspetti di quest'uomo sfuggente e misterioso, Contrology dovesse essere collegato a qualcosa di segreto o imbarazzante del passato di Joe. Ero più che curioso, ero quasi ossessionato. Iniziai a scavare alla ricerca di qualche prova, anche solo di un forte indizio su dove, quando, perché e in che modo Joe avesse concepito il suo programma di esercizi.

La mia era una crociata per scoprire la genesi di Contrology. Perché Joe non l'aveva mai rivelata? Da qualche parte nella vita di Joe Pilates doveva esserci un indizio. Incominciai dalla storia di Joe, facilmente reperibile su Internet. Era molto breve e sospettosamente ripetitiva. Ma non vi trovai quello che stavo cercando. Le impronte lasciate da Joe erano confuse, e non c'era traccia di come fosse arrivato a Contrology. Tutti quelli che avevano scritto su Joe ripetevano la stessa storia con quasi le stesse parole. Era una storia molto semplice. Joe lasciò la Germania per cercare lavoro in Gran Bretagna nel 1913 o nel 1914, dove fu arrestato come cittadino tedesco e tenuto in un campo di internamento sull'isola di Man per tutta la durata della prima Guerra Mondiale.

Mentre era internato organizzò delle lezioni di ginnastica che salvarono i suoi compagni da un'epidemia di colera. Al suo rimpatrio in Germania, fu assunto dalla polizia di Hannover per addestrarne i dipendenti. Poi, nel 1926, lasciò la Germania per sempre, incontrando Clara sulla nave: si innamorarono, uniti dalla loro fascinazione per il corpo umano.

Questo racconto non mi convinceva. Era incompleto e troppo semplificato. Tutte le mie ricerche portavano alla stessa storia. Le interviste sulle riviste o i giornali riproducevano con precisione sospetta sempre lo stesso stringato racconto. Niente di quel racconto incrociava la storia di Contrology. Quella pista non portava da nessuna parte. Decisi di accantonare la mia ricerca; era frustrante e non era quello che mi ero prefissato di fare: scrivere un libro sul tempo trascorso con Joe e sulla storia del Pilates moderno. Ma le domande continuavano a ossessionarmi.

Poi, nel 2014, finii per imbattermi in un denso libro autopubblicato nel 2012, intitolato Hubertus Joseph Pilates, che era stato scritto da una coppia di istruttori di Pilates spagnoli (allora) sposati: Javier Pérez Pont ed Esperanza Aparicio Romero. Pérez Pont e Aparicio Romero, dopo diversi anni di immersione totale nell'approfondimento del Pilates con Romana, con l'obiettivo di diventare insegnanti, sentirono l'impulso irresistibile di andare alla ricerca dell'origine di ciò che veniva loro insegnato. Sapevano che il metodo era stato inventato da un uomo chiamato Pilates, ma poco altro. Neanche loro si accontentavano di quella storia incompleta. Per sette anni avevano girato per il mondo per scoprire qualcosa di interessante a proposito di Joe. Avevano percorso la geografia della sua vita di Joe fino ad arrivare alla storia della sua famiglia in Germania. Sorpresa: era di puro sangue tedesco, e non greco, come molti pensavano di poter dedurre dal suo nome! E forse anche dalle foto e dalle sculture di lui in pose classiche. Pérez Pont e Aparicio Romero reperirono documenti e controllarono le fonti. Notarono l'assenza di documenti che corroborassero la versione di Joe. Trasformarono il loro viaggio in un diario della vita di Joe – cronologicamente molto dettagliato – trasferendolo interamente nel libro. Mentre mettevano insieme i pezzi della vita di Joe, mettevano a confronto le loro scoperte con la sua storia ufficiale. Alcuni dei fatti fondamentali della storia di Joe erano sbagliati o altamente improbabili. Alcuni non potevano essere verificati. Il percorso che seguirono non era sempre congruente, e non lo era nemmeno con quello abbozzato da Joe.

Rimasi colpito dalla loro impresa. Era un atto di pura devozione. La cronologia messa a punto da Pérez Pont e Aparicio Romero localizzava ogni movimento di Joe. Ma non rispondeva alla domanda sull'origine di Contrology. Né rivelava molto su Joe stesso, a parte i luoghi in cui era stato. Il loro lavoro non riuscì a smorzare la mia curiosità. Al contrario, mi spinse a continuare la mia ricerca. Sospettavo che ci fosse qualcosa nel passato di Joe, precedente il suo arrivo negli Stati Uniti, che potesse contribuire a spiegare come e perché avesse sviluppato Contrology. Joe doveva averlo scoperto da qualche parte, lungo il percorso seguito da Pérez Pont e Aparicio Romero. Ma dove, come e quando?

Pensai che la risposta potesse trovarsi nelle contraddizioni della sua storia. Incominciai a scavare nelle disconnessioni e nelle incongruenze di quella storia. La prima era la più ovvia: l'omissione da parte di Joe di come fosse arrivato a sviluppare Contrology. Tutta la sua vita ne era stata dominata, eppure non c'era un solo indizio della sua origine. Questo, per me, era significativo. Perché? Ci doveva essere una ragione che giustificasse i suoi silenzi e la sua evasività. Non aveva esitato a proclamare pubblicamente i benefici di Contrology in termini grandiosi, ma allora perché ne aveva offuscato l'origine?

Grazie a Pérez Pont e Aparicio Romero, erano certamente disponibili informazioni sufficienti da permettermi di andare alla ricerca di una storia convincente sull'uomo e il suo metodo. Alle informazioni verificabili, alle false informazioni verificabili e alle informazioni mancanti, aggiunsi ciò che conoscevo su Joe e il suo Contrology per costruire una storia credibile. Dovevo completare il quadro di fondo per capire se potessi individuare il momento in cui Contrology aveva fatto la sua comparsa.

Concedendo che la mia narrazione sia abbastanza accurata, essa restituisce il profilo di un uomo molto più determinato e dotato di quanto la storia nota di Joe non faccia. Compresi che Joe non aveva solo inventato Contrology, aveva inventato se stesso.

***

Partii dalla misteriosa decisione presa da Joe intorno al dicembre 1913, quando aveva trent'anni, di abbandonare improvvisamente i suoi figli e la sua casa in Germania per andare in Gran Bretagna. Dovette trattarsi di un evento cruciale. Prima di lasciare la sua patria, Joe viveva la tipica vita della classe operaia. Nel momento in cui lasciò il suo lavoro, era l'assistente di un birraio, posizione che aveva ricoperto per dodici anni, da quando ne aveva diciotto. Nell'odierna cultura della mobilità, lasciare un lavoro per avanzare dal punto di vista professionale non è niente di strano. Ma non era una mossa comune cento anni fa. Allora la gente era stabile nella sua vita lavorativa e affettiva. Quando Joe se ne andò, lasciò il suo lavoro e abbandonò i suoi figli, un fatto scioccante per i tempi. Doveva avere una seria ragione per farlo. Non era legata a Contrology. Non c'è alcuna indicazione che avesse interesse per l'allenamento fisico nel 1913.

Nessun documento indica la data della partenza di Joe dalla Germania, né quella del suo arrivo in Gran Bretagna. Il suo nome non è elencato in nessun documento navale, essendo la nave l'unico mezzo di trasporto allora disponibile per espatriare. Mi riferisco arbitrariamente al dicembre 1913 come data di partenza, perché la sua presenza in Germania fino al novembre 1913 è verificabile dalla documentazione disponibile, così come la sua presenza in Gran Bretagna nel gennaio 1914 è attestata. Quando raccontava la sua storia, Joe affermava che aveva intrapreso il viaggio in Inghilterra per lavorare come artista circense o come pugile, a seconda della versione del momento. Nessuna delle due versioni è verificabile. Non ci sono attestazioni di circhi tedeschi o di altri circhi che allora si esibivano in Gran Bretagna che confermino che Joe facesse parte della troupe. Nemmeno Pérez Pont e Aparicio Romero furono in grado di verificare che Joe abbia praticato la boxe in Inghilterra, nonostante questa potesse essere la ragione per cui Joe avesse deciso di trasferirsi in quel paese. Aveva praticato il pugilato in Germania prima della sua partenza. La Germania aveva vietato gli incontri professionistici, e Joe era stato preso e multato per essersi esibito in cambio di soldi. Un'altra possibilità è che possa aver viaggiato, aver fatto il pugile o essersi esibito in un circo sotto falso nome, ma sarebbe l'unica occasione in cui avrebbe usato un nome falso.

Esiste un'altra storia che spiegherebbe perché Joe sia andato in Gran Bretagna. La apprendiamo da un'intervista ad August Beinkert condotta intorno al 2010, a New York, da Pérez Pont, nel corso della sua ricerca. La storia di Beinkert è interessante e importante, perché è l'unico testimone del soggiorno di Joe in Gran Bretagna.

Beinkert era un ufficiale della marina tedesca camuffato da passeggero su una nave posamine tedesca, ugualmente camuffata da nave passeggeri in navigazione sul Tamigi. Beinkert spiegò come, in vista della riva e di altre imbarcazioni, il capitano avesse ingiustificatamente posato una mina subacquea nel porto. In seguito, dimenticando (o calcolando male) dove la mina si trovasse, la nave vi si era scontrata accidentalmente, rinfrescando rapidamente la memoria del capitano mentre la nave prendeva fuoco e affondava. Gli inglesi dovettero ripescare Beinkert dal Tamigi. Beinkert fu immediatamente preso in custodia, e quello fu l'inizio di un'amicizia con Joe che durò tutta la vita. Considerai solo due possibilità: Joe era sulla nave con Beinkert, oppure Joe fu preso in custodia sulla terraferma contemporaneamente a Beinkert e i due furono imprigionati insieme.

Beinkert ricordava una conversazione in cui Joe sosteneva di essersi recato in Gran Bretagna, partendo dalla Germania, per un lavoro da inserviente in un sanatorio. Ma come per le altre due occupazioni, il pugilato e il circo, non è stato rinvenuto alcun documento che confermi il suo impiego presso un sanatorio.

Queste storie, contrastanti e non verificabili, sollevano dei dubbi sul fatto che Joe sia andato in Gran Bretagna per lavorare. Joe non parlava inglese. Modificando la prospettiva della mia indagine relativa a ciò che avesse spinto Joe ad andare in Gran Bretagna, incominciai a considerare ciò che poteva averlo spinto ad allontanarsi dalla Germania. Perché se n'era andato?

La tempistica suggerisce che la sua partenza fosse collegata alla morte di sua moglie Mary nel novembre 1913. Mary morì all'età di trentuno anni. Joe si recò in un villaggio vicino (diverso da quello in cui viveva) per depositare il certificato di morte che aveva predisposto. È datato 11 novembre 1913. A riguardo delle cause della morte della moglie, il certificato presenta uno spazio vuoto. Joe si era sposato giovane. Si spostavano spesso da un alloggio all'altro e da una città all'altra. Joe e Mary avevano un figlio e Joe aveva adottato un altro bambino più grande, figlio di Mary, nato da una sua precedente relazione. Quando Joe partì per la Gran Bretagna, lasciò in custodia i due bambini ai genitori di Mary. Joe aveva intenzione di lasciarli lì temporaneamente o per sempre? Non lo sappiamo. Gli eventi successivi – non li rivide mai più – suggeriscono una scelta definitiva. Poi, nell'agosto del 1914, intervenne la prima Guerra Mondiale a cambiare tutto. Facile ipotizzare che il dolore, il senso di colpa e l'incapacità di gestire i figli lo abbiano allontanato dalla sua patria, ma potrebbe anche esserci stato dell'altro. Chi lo sa? Nonostante i fatti scoperti da Pérez Pont e Aparicio Romero, mi trovavo di fronte a un altro vicolo cieco. Come e perché Joe abbia fatto il suo viaggio in Gran Bretagna rimane un mistero. E qualunque sia la ragione, non spiega l'origine di Contrology. Ma che sia un mistero sembra essere un particolare importante.

La storia di Joe come quella di un civile nel posto sbagliato (Gran Bretagna), al momento sbagliato (lo scoppio della prima Guerra Mondiale), non sta in piedi. Il primo fatto sospetto è rappresentato dalla lunga amicizia con Beinkert, iniziata al momento dell'arresto di Joe. Perché un civile a Londra dovrebbe essere arrestato o addirittura incarcerato insieme a un ufficiale della marina tedesca fatto prigioniero dopo aver posato una mina nel Tamigi? Beinkert non colloca mai Joe su quella nave, e nemmeno spiega come lo abbia incontrato, ma in effetti non fu mai interrogato sulla presenza di Joe sulla nave o sul loro primo incontro. Ho il sospetto, dalla conversazione riportata da Pérez Pont e Aparicio Romero, che sia loro, sia Beinkert abbiano dato per scontato che Joe fosse sulla stessa nave. Un altro indizio: Beinkert dichiarò che Joe era stato "catturato", non arrestato. L'arresto è già abbastanza grave, ma la cattura implicherebbe che Joe fosse un combattente, dando ulteriore peso all'ipotesi che si trovasse sulla nave tedesca posamine. Gli eventi successivi lo confermano. Beinkert e Joe furono tenuti insieme dal momento del loro arresto. Che Joe fosse un passeggero, un clandestino, un altro marinaio tedesco in uniforme civile, o un membro dell'equipaggio della nave, non ha molta importanza. Accordare che Joe e Beinkert fossero sulla stessa nave spiega perché furono arrestati nello stesso momento e poi tenuti insieme. Spiega anche come Joe sia arrivato in Gran Bretagna senza documenti e senza lasciare traccia, così come l'assenza di qualsiasi prova di una sua attività lavorativa. Anche se Joe fosse stato un civile, la sua presenza sulla nave posamine lo avrebbe fatto trattare da prigioniero di guerra a prescindere dal resto.

Un fattore importante nella ricostruzione del periodo di reclusione di Joe fu la sua classificazione come prigioniero. Sosteneva di essere un civile incarcerato perché gli inglesi non volevano che i cittadini tedeschi girassero per l'Inghilterra a spiare o a fare sabotaggi per conto della loro patria. Se Joe fosse stato un civile arrestato perché tedesco, sarebbe stato confinato con altri civili tedeschi in un campo di internamento. Se Joe fosse stato un prigioniero di guerra, allora sarebbe stato confinato con il personale militare tedesco in un campo di prigionia. Le condizioni di carcerazione, per non parlare del trattamento, sarebbero state diverse per i vari gruppi nei diversi campi.

Dopo essere stati presi in custodia, Beinkert e Joe furono mandati sull'Isola di Man, un'isola lunga circa 50 chilometri e larga circa 20 nella parte settentrionale del Mare d'Irlanda, situata tra le coste della Gran

Bretagna e dell'Irlanda, luogo di confino dei cittadini tedeschi sia civili, sia prigionieri di guerra. Esistono poche testimonianze che si riferiscono all'Isola di Man. C'è traccia del confinamento di Joe sull'isola, ma solo per un periodo di quattro mesi. Altri documenti attestano che Joe fu spostato in vari altri campi sull'Isola di Man, alcuni dei quali di alta sicurezza. Joe rimase prigioniero in Gran Bretagna per cinque anni, un periodo significativo nella vita di un trentenne.

Beinkert dichiarò di essere rimasto in costante contatto con Joe durante i quattro anni di guerra. Questo è un dato importante. Beinkert era un ufficiale della marina tedesca. Il fatto che fossero custoditi insieme indica che gli inglesi pensavano che appartenessero alla stessa categoria di prigionieri – militari tedeschi – e che fossero, in quanto tali, prigionieri di guerra. Beinkert ammise di avere commesso una grave violazione delle regole di guerra, fingendo di essere un marinaio mercantile e minando un porto pieno di navi passeggeri. Se Joe venne trattato come Beinkert, ossia come prigioniero di guerra, la sua reclusione potrebbe essere stata severa e punitiva. Non sorprende che gli inglesi odiassero i nemici tedeschi che posavano mine nei loro porti civili.

Scoprii un altro indizio che indicava che Joe era un prigioniero di guerra e non un civile. Nonostante la sua reclusione di oltre quattro anni, Joe non acquisì la padronanza dell'inglese. Forse perché era recluso con prigionieri di guerra che parlavano solo tedesco, anziché con cittadini tedeschi che vivevano in Gran Bretagna e che, molto probabilmente, parlavano inglese?

La versione di Joe sul suo passato omette qualsiasi informazione sulla sua prigionia: come passava il tempo, cosa faceva, cosa mangiava, o qualsiasi altro aspetto della sua vita. Che Joe non abbia mai voluto parlare dei suoi anni di prigionia non è niente di strano. I sopravvissuti all'internamento cercano di dimenticare la loro esperienza. Ma Joe raccontava una storia che apparteneva alla sua esperienza sull'Isola di Man: il successo avuto dal suo programma di esercizi nel proteggere i compagni di prigionia da un'epidemia di colera. Questo episodio sembra essere inventato. Nei giornali e nei registri dell'infermeria del campo non c'è menzione di un'epidemia di colera sull'Isola di Man durante gli anni in cui vi soggiornò Joe. Né c'è alcuna attestazione di Joe che promuova o svolga un programma di esercizi.

Come parte di questo suo presunto programma, Joe sosteneva di aver usato le molle della sua branda da caserma per sviluppare una prima versione di quella che sarebbe diventata la sua più caratteristica macchina da esercizi, il Reformer. Anche questa storia risulta essere molto improbabile. Le molle non furono usate per i letti fino a ben dopo la prima guerra mondiale, e a quell'epoca non venivano sicuramente impiegate per le brande da caserma. Le molle che in seguito vennero utilizzate per i letti erano molto corte e rigide e non sarebbero state adatte a una macchina per esercizi come il Reformer, visto che quelle del Reformer si estendono per diverse decine di centimetri. Ogni Reformer che Joe ha costruito dopo il suo arrivo negli Stati Uniti utilizzava molle lunghe e flessibili, per niente simili alle molle del letto, e ciò vale ancora per i Reformer dei nostri giorni.

Un'altra prova decisiva è l'assenza di molle nel disegno che Joe incluse nella sua domanda di brevetto per il Reformer, che depositò negli Stati Uniti nel 1926, più di sei anni dopo essere stato rilasciato dall'Isola di Man dove diceva di averle utilizzate. Il disegno nella domanda di brevetto raffigura una piattaforma orizzontale elevata, sulla quale si trova l'utilizzatore. La resistenza al movimento proviene da pesi sospesi attraverso un sistema di corde e carrucole. L'invenzione brevettata da Joe era azionata dalla gravità attraverso dei pesi, non da una molla. Il brevetto contiene un riferimento all'uso di molle come opzione alternativa, ma senza includere alcun disegno o descrizione. La gravità era il cardine del progetto e la domanda di brevetto indica lo sfruttamento della forza di gravità come anima dell'invenzione. Per garantire abbastanza corsa ai pesi, la piattaforma doveva essere elevata e lo spazio per praticare gli esercizi richiedeva un soffitto molto alto. Chi faceva gli esercizi esercitava doveva salire su una scala per accedere al dispositivo, e anche l'istruttore o il terapista doveva salire per assistere il cliente. La macchina a gravità non fu mai costruita, probabilmente perché era ingombrante e poco pratica.

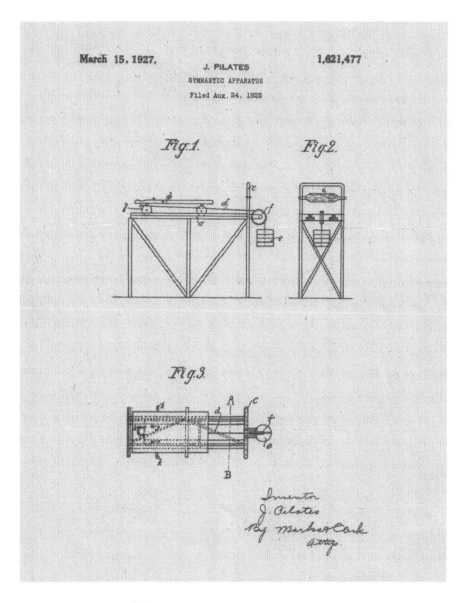

*Il Reformer originale brevettato da Joe. Si notino i pesi a destra nella Fig.
1 e l'altezza del letto munito di ruote. Sia il cliente che l'istruttore avevano
bisogno di una scala, ed era necessario un soffitto piuttosto alto.*

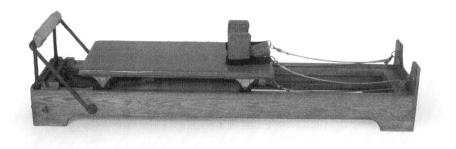

Il Reformer originale di Joe. Si notino le molle sulla sinistra.

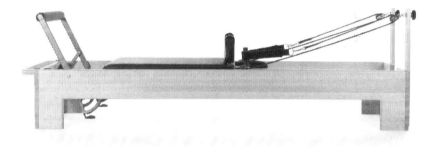

Il Reformer Studio di Balanced Body.

***

Seguendo le tracce lasciate da Joe, nulla mi aiutò a scoprire l'origine di Contrology. Se ci fosse stato il colera, e qualche riferimento a Joe che svolgeva un programma di esercizi, sarebbe stato un punto di partenza. E cos'era questo cosiddetto programma di esercizi? Era Contrology? Se è così, ci sarebbero stati altri strati da sondare. Cosa aveva omesso di raccontare Joe, che potesse spiegare come aveva progettato la serie di esercizi che oggi chiamiamo Pilates? Perché si era inventato la storia del colera? Forse come prova dei benefici di Contrology? L'avrebbe inventata, se Contrology non fosse esistito, almeno nella sua mente, a quell'epoca? Non credo. Diedi quindi per scontato che Joe avesse già sviluppato un

coerente sistema di esercizi sull'Isola di Man. Dato che non ci sono prove
che Contrology esistesse prima che Joe partisse per la Gran Bretagna nel
1913, quando era assistente birraio, mi concentrai sul periodo in cui si
trovava sull'Isola di Man. Cercai di mettermi nei panni di Joe prigioniero.

Se Joe era un prigioniero di guerra, è probabile che fosse confinato
in un piccolo spazio, come una cella di prigione o una baracca affollata,
con una libertà di movimento limitata. Sappiamo che Joe amava l'attività
fisica e ne sentiva il bisogno, da ginnasta, pugile, artista circense, o forse
anche body builder che fosse. Si vantava del suo corpo, e lo fece fino ai
suoi ottant'anni, quando lo conobbi. Anche in tarda età, Joe non poteva
stare fermo: era sempre in movimento. Allora cosa si fa in carcere per
tenersi in forma e bruciare energie?

Mi ricordai dalla mia carriera di avvocato di aver passato molto tempo
a trattare casi pro bono riguardanti i diritti dei prigionieri. Questi casi mi
avevano portato nel profondo delle prigioni a incontrare i comitati dei
prigionieri che rivendicavano i loro diritti. Se si vogliono vedere degli
uomini muscolosi, si deve andare nella sala di ricreazione di una prigione,
cosa che ho dovuto fare quando mi occupavo di class action. Questi
ragazzi passano il loro tempo a guardare la televisione o ad allenarsi.
Joe non aveva la televisione. Così me lo sono immaginato a trent'anni,
costretto in una cella o in una baracca affollata con niente da fare se non
ammazzare il tempo. Cosa faceva per rimanere in forma e in buona salute
mentale? Non era un lettore. Non sarebbe forse ricorso alla tradizionale
attività del prigioniero, cioè quella di allenare il suo corpo? Le fotografie
di Joe da giovane sono più che indicative della sua vanità. Ovviamente
amava mostrare il suo corpo e la sua meravigliosa condizione fisica. Se il
suo corpo fosse stato il suo obiettivo primario, avrebbe dovuto trovare un
modo per esercitarlo.

Possiamo immaginarlo nella sua cella, forse sulla branda o sul
pavimento, a sviluppare e a mettere in pratica quello che sarebbe diventato
il "mat work" di Contrology. Forse studiò il suo corpo, imparando come i
muscoli lavoravano insieme o in opposizione, come allungarsi e rilassarsi,
come usare una serie di esercizi per allungare o sciogliere i muscoli
tesi da un precedente esercizio. E forse sviluppò un programma per uso

personale per allungare, tendere e impegnare tutti i suoi muscoli in un ordine prestabilito e con un ritmo che gli doveva sembrare corretto ed efficiente. Avrebbe fatto tutto questo senza attrezzatura, in uno spazio appena superiore a quello necessario per una branda.

Joe non voleva parlare della sua prigionia, quindi se è qui che sviluppò Contrology, avrebbe senso che non volesse parlare delle sue origini. O forse pensava che non sarebbe stato bello collegare un programma di esercizi a una prigione.

E poi c'è la connessione mente-corpo che Joe promuoveva come anima di Contrology. Anche questo potrebbe essere stato un sottoprodotto della sua reclusione. Joe era molto disciplinato, anche in tarda età. In prigione sarebbe stato determinato a rimanere in forma e in buona salute. Una volta adottata una routine grazie a un programma di esercizi, il tema della connessione tra il benessere mentale e la condizione fisica deve averlo illuminato. Joe deve aver notato che il suo atteggiamento e la sua visione delle cose si erano fatti positivi e che il suo stato emotivo e l'aspetto fisico erano migliorati grazie agli esercizi. Joe, come altri prigionieri, aveva bisogno di esercizio fisico tanto per la mente, quanto per il corpo. Avrebbe fatto esercizio per salvare il suo corpo e la sua sanità mentale, proprio come la maggior parte di noi, dentro o fuori dal carcere.

Se la mia ipotesi è corretta, allora Contrology si è evoluto a partire da una confluenza di noia, preoccupazione per la condizione e l'aspetto del proprio corpo, e una straordinaria capacità di visualizzare la meccanica del movimento umano. In prigione non aveva molto a cui pensare e nessun altro di cui occuparsi, quindi molto probabilmente passava il suo tempo a studiare come funzionava il suo corpo e come ottenere il massimo dal suo regime di esercizi. In questo processo, avrebbe acquisito una prodigiosa percezione della connessione tra muscoli, tendini, legamenti e movimenti. È facile a questo punto tirare delle conclusioni, dalla sua reclusione sull'Isola di Man, alla sua fascinazione per i movimenti degli animali in gabbia nello zoo di New York, meta favorita e ricorrente, e alla loro osservazione. Osservava sempre con grande interesse gli animali che facevano esercizi e si stiravano ripetutamente, come antidoto suggerito dalla natura alla loro reclusione.

Nel suo racconto, Joe sosteneva che la sua conoscenza del corpo umano e dei principi di Contrology proveniva dalla lettura di libri di anatomia che aveva fatto da bambino. Ma è improbabile che Joe avesse accesso a libri di anatomia negli anni 1880-1890. Libri simili erano una rarità nelle famiglie della classe operaia, e i suoi genitori non avevano niente a che fare con la medicina. Anche se vi avesse avuto accesso, la lettura infantile di libri di anatomia non lo portò certo a Contrology: aveva quarantatré anni quando ne fece un regime di esercizi. Inoltre, è difficile credere che la profonda comprensione di Joe del movimento del corpo sia derivata dalle immagini statiche dei libri di anatomia. Durante le nostre sessioni, nelle migliaia di istruzioni che mi impartiva sui movimenti da fare, non si è mai riferito una volta a una parte del corpo con il suo nome anatomico, come sarebbe legittimo aspettarsi da uno studente di anatomia. Joe leggeva il movimento del corpo osservandolo da vicino, non facendo riferimento a qualche antico disegno anatomico.

Se Contrology fu effettivamente concepito mentre Joe era sull'Isola di Man, dovette poi restare dormiente per qualche tempo. Il che mi porta a pensare che Joe non si sia reso conto di ciò che aveva ideato, se non molto tempo più tardi. Se i suoi esercizi furono sviluppati per la sua vita in prigione, erano una cosa personale, e deve aver ritenuto che dovessero rimanere tali. Forse non pensava che qualcuno che non fosse confinato come lui potesse avere bisogno dei suoi esercizi. Questa convinzione sarebbe persistita fino a quando non si convinse dell'esatto contrario: tutti avevano bisogno del suo programma. Forse il suo arrivo a New York e l'isolamento della sua vita in quel luogo risvegliarono il senso di confinamento che aveva già sperimentato.

Credo che il bisogno impellente di Joe di guadagnarsi da vivere a New York sia stato l'evento che diede vita a Contrology. Il suo sistema di esercizi, fondato sulla sua comprensione del movimento del corpo umano, è l'unica cosa che aveva da vendere una volta arrivato negli Stati Uniti. E poiché lui solo sapeva da dove venisse la sua scoperta – probabilmente dal tempo trascorso in prigione – non sentì mai la necessità di spiegarne un'origine tanto spiacevole.

***

La guerra finì nel novembre 1918 e Joe tornò in Germania nel marzo 1919. Aveva trentacinque anni, senza nulla di buono da mostrare per il periodo compreso tra il 1913 e il 1919. Non che la guerra avesse interrotto qualcosa di particolarmente importante nella sua vita. Quando era fuggito dalla Germania cinque anni prima, era un semplice lavoratore manuale. Non aveva un lavoro, una carriera e nessuna competenza professionale. Al suo ritorno in Germania, si scontrò con gli stessi problemi e per giunta era più vecchio di cinque anni. Aveva deciso di non riprendere il lavoro in birreria, ma non si sa nient'altro dell'effetto che l'incarcerazione aveva esercitato su di lui. Durante la guerra Joe era rimasto rinchiuso al sicuro in Gran Bretagna, mentre i suoi connazionali venivano massacrati, mutilati e umiliati sul campo di battaglia. Se Joe aveva lasciato la Germania per sfuggire a qualcosa, qualunque cosa fosse, era meglio che fosse perduta, dimenticata o rimossa nel caos della guerra. Sembrava essere tornato per ripartire da una tabula rasa.

Quanto alla Germania, non era un bel posto dove stare. L'economia era in rovina, il governo e il sistema politico impotenti. I tedeschi furono feriti nell'orgoglio non solo dalla sconfitta e dalle onerose condizioni del Trattato di Versailles, ma dalla condanna mondiale per aver usato il gas come arma letale. La Germania aveva perso molti, se non la maggior parte dei suoi giovani, insieme alla sua classe intellettuale, alla sua cultura elitaria e alla sua stimata economia ingegneristica, industriale e manifatturiera.

Per Joe, dopo il suo ritorno dalla Gran Bretagna, la condizione di vedovo non durò a lungo. Stranamente, non ci sono prove del suo ritorno dai due figli che aveva abbandonato. Invece trovò subito una seconda moglie, il che deve essere stato facile per un giovane uomo dal corpo integro: una rarità. Il 1° ottobre 1919, Joseph Pilates sposò Elfridge Latteman. Iniziarono la loro vita coniugale in una piccola città, Gelsenkirchen, nell'estremità occidentale della Germania, a pochi chilometri dal luogo di nascita di Joe, al confine con il Belgio e i Paesi Bassi. Joe era stato rimpatriato da appena sei mesi. Si sa poco di Elfridge Latteman, tranne che era più vecchia di lui. Presto ebbero un figlio. Da quello che lasciano capire giornali e annunci pubblicitari, sembra che Joe cercasse di guadagnarsi da vivere come pugile e allenatore di boxe. Il pugilato esisteva in Germania da molto tempo, ma solo negli anni '20 erano diventate legali le esibizioni pubbliche in cambio di denaro. Joe avviò una scuola di pugilato a Gelsenkirchen, o in una piccola città adiacente – non si sa esattamente dove – e lui e i suoi allievi si esibivano in incontri per il pubblico. La scuola di pugilato fallì e chiuse i battenti.

Il fallimento dell'attività mise ancora una volta alla prova la combattività di Joe e il suo istinto di sopravvivenza. Cercò di diventare un istruttore sportivo. I semi di ciò che Joe aveva potuto imparare e sviluppare nel periodo di reclusione germinarono. E fece un ulteriore passo avanti, inventando l'attrezzatura per gli esercizi. Il 4 maggio 1923, Joe fece domanda di brevetto di un dispositivo per esercizi per problemi ai piedi, che riduceva il disagio e ripristinava la funzionalità. Il dispositivo – commercializzato ancora oggi come Joe's Toe Gizmo – presentava una piccola molla flessibile delle dimensioni di una molla da letto, ma non così rigida. Joe deve avere intravisto un potenziale commerciale in questo dispositivo, visto che prese la briga di richiederne il brevetto e sobbarcarsene la spesa. Non c'è però traccia della sua commercializzazione.

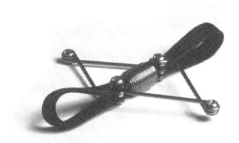

Joe's Toe Gizmo. Si noti la molla corta.

Il 1923, quattro anni dopo il ritorno di Joe, fu un anno importante. Fred, il fratello di Joe, lasciò la Germania a luglio, con l'intenzione di stabilirsi definitivamente a Saint Louis, nel Missouri. In agosto, Joe si separò da Elfridge e si trasferì nella città di Hannover, lasciando lei e il loro bambino. Lì continuò a proporsi come istruttore sportivo. E ad Hannover assistiamo alla trasformazione: incominciò a lavorare con i ballerini, occupandosi dei loro problemi fisici. Hanya Holm è stata una delle ballerine che lo frequentava ad Hannover. Non si sa come Joe fosse riuscito a stabilire questo contatto. La Holm era famosa in Europa e successivamente rimpatriò negli Stati Uniti, dove divenne ancora più famosa e dove riapparve nella vita newyorkese di Joe.

Joe prenotò un biglietto in prima classe su un piroscafo che navigava da Hannover a New York, con partenza il 6 ottobre 1925. Gli eventi successivi confermano che lo scopo del viaggio era quello di verificare se New York potesse essere la tappa successiva per Joe. Ancora una volta, quale fosse la spinta per un trasferimento così drastico e precipitoso del peripatetico Joseph Pilates è inspiegabile. Può darsi che fosse stanco della sua vita in Germania per molte ragioni: inflazione dilagante, instabilità politica, frustrazione professionale o personale, o magari qualcosa di completamente diverso. La vera ragione è un'ipotesi.

Che Joe abbia comprato un biglietto di prima classe per il suo viaggio a New York è una nota stonata, ma forse è un dettaglio importante. Il Joe che conoscevo non era uno interessato al trattamento di prima classe. E negli anni '20, ci sono poche indicazioni del fatto che potesse permettterselo. Ma quel costoso biglietto gli avrebbe offerto un vantaggio: i passeggeri di prima classe sarebbero entrati negli Stati Uniti senza problemi e senza dover rispondere a troppe domande. Presumibilmente i funzionari doganali statunitensi ritenevano che se ci si poteva permettere la prima classe, si era esenti da malattie trasmissibili, quindi non si sarebbe stati un peso per lo Stato, e secondo la stessa logica erronea, non si era un indesiderabile, né si aveva un passato da criminale.

Quando giunse a New York, Joe dichiarò di essere in possesso di ottocento dollari. Per un uomo delle origini di Joe, si tratta di una grande quantità di denaro, soprattutto se si considera il tasso di cambio punitivo dei marchi tedeschi in dollari. Joe potrebbe aver gonfiato l'importo dichiarato per agevolare il suo ingresso.

Immaginate l'arrivo di Joe, che percorre a balzi la passerella di prima classe fino al molo e mette piede sul suolo americano con il suo passo energico e le gambe un po' arcuate, dando inizio alla sua indagine a New York. Si sarà chiesto: è questo il posto giusto per ricominciare tutto da capo? Ci sarà un modo per guadagnarsi da vivere? Gli americani saranno interessati all'esercizio fisico? Daranno retta a un tedesco o lo tratteranno con sufficienza? Si fa da solo tutte queste domande, dato che nessuno è venuto a prenderlo al molo. E anche se ci fosse stato qualcuno, Joe non parlava inglese, o almeno così aveva dichiarato al consolato americano in Germania, quando aveva richiesto il visto poco prima della sua partenza. Se c'era un momento e un posto per reinventarsi, doveva essere al suo arrivo a New York. Forse sapeva quali documenti fossero necessari per entrare negli Stati Uniti e aveva preparato la sua storia con largo anticipo. E potrebbe aver cercato una residenza permanente negli Stati Uniti prima di partire. Quella era la sua occasione d'oro per costruirsi una storia credibile che gli avrebbe permesso di essere inizialmente un residente americano per poi diventare un cittadino naturalizzato. Gli Stati Uniti non avevano aderito alla neonata Commissione Internazionale di Polizia Criminale (che sarebbe poi divenuta nota come Interpol), e ci sarebbero voluti altri tredici anni prima che avessero accesso ai registri centralizzati del crimine internazionale. Joe doveva aver realizzato che qualsiasi cosa avesse dichiarato alle autorità di immigrazione, non poteva essere controllata, doveva però essere coerente. Il suo passato, e tutto ciò che voleva nascondere, veniva oscurato dall'Oceano Atlantico ed era inaccessibile alle autorità americane dell'immigrazione.

Qualsiasi cosa Joe abbia fatto o scoperto a New York in quel primo viaggio fu evidentemente di suo gradimento, o almeno dovette considerarlo un miglioramento rispetto alla sua situazione in Germania. Deve avere percepito il vigore e l'energia di New York. Deve avere notato la presenza di immigrati e rifugiati da tutto il mondo. Nessuno sembrava preoccuparsi della storia di nessuno. I tedeschi venivano trattati come tutti gli altri.

***

Dopo aver trascorso due mesi a New York, Joe tornò ad Hannover nel gennaio del 1926. Si preparò immediatamente a ritornare a New York, ma lo fece con un biglietto di sola andata. Aveva bisogno di un nuovo visto per gli Stati Uniti. Gli servivano altri documenti provenienti dal suo luogo di nascita, così li fece recuperare alla moglie da cui si era allontanato, Elfridge, e se li fece portare ad Hannover. Nell'aprile del 1926, aveva tutto quello che gli serviva per ritornare negli Stati Uniti e ottenere l'ingresso nel Paese. Lasciò Elfridge e il loro bambino, niente di nuovo. Convincere Elfridge a portargli i documenti, e probabilmente del denaro, ad Hannover deve essere stata un'impresa magistrale.

Si imbarcò sulla SS *Westphalia*; questa volta viaggiò in seconda classe.

Forse ora che conosceva le procedure di immigrazione, non vedeva alcun vantaggio reale nell'entrare negli Stati Uniti con un biglietto di prima classe. O forse non aveva i soldi. Oppure, speculando ulteriormente, potrebbe aver avuto un accompagnatore a cui aveva dovuto comprare il biglietto.

Joe affermò di aver incontrato Clara Zuener sulla SS *Westphalia* poco prima di attraccare a New York. Più probabile è che avessero avviato una relazione ad Hannover e che fossero fuggiti insieme negli Stati Uniti per incominciare una nuova vita. Joe era ancora sposato. In ogni caso, Clara Zuener era una passeggera di seconda classe a bordo della SS *Westphalia*. Clara, che dalla dichiarazione doganale risultava avere l'occupazione di domestica, lasciò la Germania per motivi non dichiarati. Aveva con sé cinque dollari; Joe questa volta ne dichiarò cinquecento. Secondo il racconto di Joe, lui e Clara erano entrambi appassionati allo studio del movimento del corpo umano e cercavano di immaginare cosa avrebbero potuto fare per guadagnarsi da vivere sfruttando le loro conoscenze per migliorare la vita alle persone. E per via di quell'interesse comune, si erano innamorati durante il viaggio.

Anche così, molto viene tralasciato. Mentre attraversavano l'Atlantico e respiravano l'aria frizzante degli iceberg che si scioglievano, Joe disse forse a Clara che aveva abbandonato la sua seconda moglie, due figli da matrimoni diversi e un figliastro? Mentre si tenevano mano nella mano guardando il tramonto dal ponte di sinistra, o l'aurora boreale a tribordo, Joe le spiegò che stava andando negli Stati Uniti perché le sue prospettive, per quanto incerte potessero essere in quel Paese, erano di gran lunga migliori di qualsiasi cosa potesse immaginare in Germania?

Forse le disse che il caos in Germania lo spaventava, o che la prospettiva della coscrizione militare non faceva per lui. Forse le parlò di un piano per salvare il mondo attraverso Contrology e lo sfruttamento della sua invenzione. Nessuno lo saprà mai, ma qualunque cosa sia stata detta o non detta, si creò tra loro un legame che sarebbe durato tutta la vita.

Sia che si conoscessero già da prima, sia che si fossero incontrati durante il viaggio, erano uniti dal desiderio di liberarsi delle loro vecchie vite. Quando fu interrogato a Ellis Island, Joe aveva dei buoni motivi per riformulare la sua storia, minimizzando o forse omettendo la vicenda della sua reclusione sull'isola di Man, il suo ingresso illegale in Gran Bretagna, e forse anche le ragioni che lo avevano spinto a lasciare la Germania. Dopo tutto, Joe stava cercando di essere ammesso negli Stati Uniti a meno di dieci anni dalla fine della guerra. Sarebbe stato sciocco rivelare alle autorità americane dell'immigrazione che era stato nella marina tedesca a minare le acque britanniche, ammesso che questo fosse vero. O che era un clandestino e aveva scelto una nave che riteneva essere una nave passeggeri, ma che si era invece rivelata una posamine. Pessima scelta. Forse sentiva il bisogno di nascondere la sua storia a Clara, che probabilmente gli stava accanto mentre facevano il loro ingresso nel Paese. In ogni caso, nessuno nel 1926 poteva contraddire la sua versione dei fatti. Quasi cento anni dopo, brancoliamo ancora nel buio.

Mi sembra di vedere Joe e Clara sul molo di New York nel 1926, dove si liberano del loro passato come granchi dalla corazza. Scendono la passerella nel porto di New York, presumibilmente a braccetto, come Joe ha sempre camminato con me quarant'anni dopo. Fin dal primo incontro con le autorità raccontarono la loro versione della loro storia: criptiche biografie che fornivano informazioni appena sufficienti a spiegare il loro passato e la loro presenza a New York, ma non tanto da sollevare domande su di loro, o da provocare annotazioni sui moduli di immigrazione. Il fatto che Joe abbia probabilmente inventato una storia su misura per Ellis Island probabilmente non lo rende diverso da una grande percentuale di persone immigrate negli Stati Uniti. Ma perché rimase fedele a questo racconto per il resto della sua vita?

Dal momento in cui Joe e Clara arrivarono a Ellis Island, la loro vita ricominciò daccapo. New York sarebbe diventata la loro casa. La palestra di Joe aprì nel 1927 al 939 della Eighth Avenue, rimanendoci fino a due anni dopo la sua morte, per un totale di quarantadue anni. Joe sopravvisse grazie alla sua abilità di fisioterapista, al programma di esercizi che denominò Contrology e ai suoi contatti nel mondo della danza. La stella della danza Hanya Holm riallacciò i contatti con Joe a New York e lo introdusse nel suo mondo, forse durante una sua visita prima di stabilirsi a New York nel 1931. La Holm divenne una star negli Stati Uniti ed è riconosciuta come uno dei pilastri fondanti della danza moderna. Joe divenne il punto di riferimento dei ballerini che avevano bisogno di terapista del corpo. E i ballerini si infortunano di continuo.

Se Joe era emigrato negli Stati Uniti per amputare chirurgicamente il suo passato, l'operazione gli riuscì brillantemente. Se c'era qualcosa di discutibile nella sua storia, quel qualcosa venne – e resta ancora oggi – accuratamente occultato. Elfridge chiese il divorzio nel 1930, in Germania. Joe fu naturalizzato cittadino americano nel 1935. Durante gli anni '40 e '50, era noto per essere l'unica persona in grado di ristabilire i ballerini infortunati. Tra i suoi clienti c'erano stelle del calibro di George Balanchine e Martha Graham. In effetti, Hanya Holm e Joe svilupparono gli esercizi di riscaldamento utilizzati fino a oggi da molte importanti compagnie di danza. Nel mondo newyorkese della danza, Joe divenne una celebrità, paragonabile ai chirurghi plastici di oggi per le star del cinema. Lavorò anche con molti famosi cantanti d'opera per aiutarli a migliorare il controllo della respirazione.

Quando incontrai Joe, nel 1963, i suoi giorni di gloria stavano rapidamente offuscandosi. Joe e Clara erano due vecchi aggrappati a un'attività in declino. Contrology era poco conosciuto al di fuori del mondo della danza, e Joe non aveva più la forza necessaria per propagarne la diffusione. Nonostante fosse vicino alla sua estinzione, Joe era certo che Contrology fosse un rimedio sicuro per la salute e la felicità, ma era altrettanto certo che ci sarebbero voluti altri quarant'anni perché il mondo si accorgesse della sua scoperta.

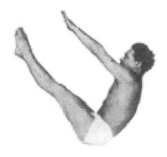

CAPITOLO 10

Un'attrazione profonda

Il Contrology/Pilates sopravvisse in uno stato di limbo per una trentina d'anni dopo la morte di Joe, in attesa di una scintilla. Quelli che lo praticavano prima che Joe morisse continuarono a praticarlo. Quei pochi che lo insegnavano prima che Joe morisse continuarono a insegnarlo. Perché? Perché questo piccolo gruppo di lealisti di Contrology aveva continuato a frequentare una palestra che era praticamente ormai fuori controllo, dopo la morte di Joe alla fine degli anni '60? Perché qualcuno si era offerto di tenere aperti i battenti? Perché qualcuno negli anni '70 aveva investito tempo e denaro in un'impresa senza speranza? Perché Romana si era appassionata così tanto? Perché gli ex-assistenti di Joe avevano continuato il loro lavoro? Ovviamente non era per Joe. Se n'era andato da tempo. Improvvisamente milioni di persone iniziarono a praticare il suo metodo. Perché? Ci doveva essere qualcosa in Contrology che divenne indispensabile prima per un piccolo gruppo e alla fine per una massa enorme di persone. E non era semplice esercizio fisico. C'erano delle alternative. Cosa spinse Ken Endelman a scommettere il suo ranch

– in particolare a mettere a rischio la sua attività ben lanciata – in una causa contro un avversario così determinato? Perché quel nome era così prezioso per Sean Gallagher? Per Ron Fletcher non era necessario farsi coinvolgere: utilizzava un nome regolamentare. Ma lo fece. Perché?

Non avevo mai pensato alla forza di attrazione che stava dietro Contrology fino a un giorno preciso, dopo aver iniziato questo libro, in cui ero intento a raccontare a un amico la storia del Pilates. Il mio amico mi chiese perché io e gli altri considerassimo vitale continuare a praticarlo dopo la morte di Joe. "Dopo tutto, non è altro che ginnastica a corpo libero confezionata diversamente", disse scherzando.

Mi grattai la testa e dissi: "Sembra una strana forma di ginnastica, ma non lo è. C'è qualcosa di diverso che ti spinge a continuare a farlo. Gli si rimane agganciati, ma cosa sia quel qualcosa non lo so proprio dire. C'è qualcosa nel Pilates, come nello yoga, che attira un gran numero di persone. Il Pilates differisce da tutti gli altri esercizi di ginnastica, ma non sono in grado di spiegare cosa sia, anche se sento la differenza".

Il mio amico mi disse che se avevo intenzione di scriverci un libro, avrei dovuto cercare di capire di cosa si trattasse. Non sapevo da che parte cominciare. Tentai di fare un'auto-analisi sulle ragioni che mi avevano spinto ad andare avanti per così tanti anni. Era facile pensare che fosse il carisma di Joe. Ma questa non era una spiegazione per tutti gli altri che avevano continuato a praticarlo. Non spiegava la popolarità di cui stava godendo. Domandai agli insegnanti cosa li attraeva. Perché volevano insegnarlo? Si grattarono la testa. La maggior parte di loro diceva che amava praticarlo e che pensava che sarebbe stato divertente andare più a fondo, imparando a insegnarlo. Per quanto riguarda i loro clienti, ritenevano che fossero diventati clienti abituali perché si sentivano meglio, ma soprattutto perché "semplicemente gli piaceva". Questa, ovviamente, era la domanda, non la risposta. Decisi di rimandare il tentativo di andare a fondo nel tema dell'attrazione del Pilates fino a quando non avessi scritto buona parte del libro, magari il motivo sarebbe saltato fuori da solo. E in effetti fu così.

Nel 2008 io e mia moglie visitammo un centro benessere di lusso a Tucson, in Arizona, per prenderci una pausa dalla nostra vita in alta quota a Telluride, in Colorado, dove esercitavo la professione di avvocato e dove ero il sindaco. Insieme a bagni, massaggi di ogni tipo, diete speciali e a un bar che offriva solo succhi di verdura, la spa offriva molte sessioni di diversi esercizi, tra cui il Pilates. Lo studio di Pilates era uno spazio a sé, con uno staff dedicato. Era un servizio "extra", un "supplemento" che richiedeva una tariffa separata, cosa che a Joe non sarebbe piaciuta. In realtà non gli sarebbero piaciuti neanche tutti gli altri programmi di esercizi. Mi presentai nell'elegante struttura dedicata al Pilates e chiesi se potessi usare uno dei Reformer dopo l'orario delle lezioni, quando non c'erano altri clienti. Dissi al responsabile – aveva nome e ruolo ricamati sulla polo – che conoscevo il Reformer e che lo utilizzavo da anni, ma non parlai del mio legame personale con Joe.

Il responsabile, risentito, disse che, in base a un principio valido per tutti, chiunque, compresi gli studenti esperti di Pilates e gli insegnanti certificati, doveva prendere due lezioni private a cento dollari l'una con lui o con un altro istruttore, per poi essere ammesso a partecipare a una sessione di Reformer al prezzo di trentacinque dollari. Oppure proseguire con le lezioni private. Era spiacente, ma nessuno, indipendentemente da quanto fosse esperto, poteva usare il Reformer senza l'assistenza di un "professionista".

"Per via dell'assicurazione", borbottò.

Mmh, pensai, ecco come fanno girare gli affari pur senza una clientela locale: 340 dollari per sei giorni di Pilates, più le mance e le tasse, oltre alla tariffa giornaliera della spa. Comprensibile: gli insegnanti hanno bisogno di guadagnarsi da vivere e i proprietari degli studi se la cavano a stento. Ma anche se il costo non fosse stato un problema, la cosa non faceva per me. Quel tipo non mi piaceva. Non avevo intenzione di usare le mie vacanze per fare un paio di sessioni con lui o con un istruttore sconosciuto. Lasciai perdere.

Nel tardo pomeriggio passai davanti allo studio di Pilates e notai che dentro non c'era nessuno. L'imponente doppia porta di vetro era aperta e le luci erano spente. Entrai, guardandomi intorno per essere sicuro di non essere visto. Ispezionai il Reformer; molti studi bloccano il meccanismo a molla per impedire l'uso non autorizzato. Ma quello era utilizzabile. Mi tolsi le scarpe e i calzini (il Pilates si fa meglio a piedi nudi), regolai le molle e mi ci sdraiai sopra. Il mio corpo scivolò nella serie di esercizi da Reformer, eseguendo i movimenti di base a un ritmo adeguato. Mi sentivo benissimo, non solo per l'esercizio, non solo per il piacere di stare da solo nello studio, ma anche perché stavo commettendo una birichinata e la stavo facendo franca.

Ero circa a metà della serie quando notai la presenza di una giovane donna, vestita con abiti da ginnastica attillati, in piedi sulla porta a una decina di metri di distanza, che mi guardava. Continuai, abituato com'ero alla presenza di altre persone in palestra. Pochi istanti dopo si avvicinò e chiese con un tono autoritario che non corrispondeva al suo aspetto da adolescente e alla sua sgargiante tenuta atletica: "Chi è lei e cosa ci fa qui?"

"Sono un ospite della spa e sto facendo una serie di esercizi sul Reformer".

"Chi le ha detto di usare il Reformer? Come fa a sapere come si usa?"

Le dissi che nessuno mi aveva detto che avrei potuto usare il Reformer, cosa assolutamente vera. Avevo imparato gli esercizi e come farli da solo da Joseph Pilates.

La mia osservatrice si ammorbidì considerevolmente. Abbassò le spalle, il suo viso si rilassò e fece marcia indietro rispetto al suo esordio aggressivo. Si presentò con un misto di orgoglio, timore reverenziale e spirito collegiale come collega istruttrice di Pilates, certificata da Romana Kryzanowska. Insegnava part-time alla spa. Nonostante l'evidente atteggiamento caloroso, ripeté ciò che mi aveva detto il responsabile, questa volta senza però suonare prepotente: "Nessun esterno, nemmeno un istruttore, è autorizzato a fare gli esercizi da solo".

Confessai di non essere un istruttore, ma solo uno dei tanti allievi del signor Pilates, e dissi di apprezzare la regola nei confronti degli esterni, ma che non vedevo problemi quanto all'uso del Reformer.

La sua curiosità, forse anche lo stupore per il fatto che una persona comune sapesse utilizzare il Reformer da sola, o di trovarsi in presenza di qualcuno che aveva imparato direttamente da Joseph Pilates, prevalse sul suo senso di responsabilità. "Potrei vedere in che modo un allievo del signor Pilates esegue gli esercizi?"

"Certo". Si sedette sul Reformer a fianco. Le chiesi di non rivelare a nessuno che avevo usato l'attrezzatura, perché saremmo finiti entrambi nei guai. Questo fu il nostro patto tra compagni di scorribande. Continuai la serie di esercizi fino alla fine. Mi ringraziò dicendo che era rimasta stupita. Facendo la massima attenzione, lasciammo la sala separatamente. Barare è rischioso.

Essere autonomi nel fare Contrology era l'obiettivo ai tempi di Joe. Non era solo una necessità dal suo punto di vista – non poteva essere dappertutto – ma era essenziale anche dal punto di vista del cliente. Le lezioni private non esistevano. Joe gestiva quella che oggi si chiamerebbe una "palestra aperta". Ci si andava quando più faceva comodo. In questo c'era qualcosa di meraviglioso: erano tutti lì per scelta propria. Nessuno aveva un appuntamento. Lo svantaggio: troppo pochi istruttori durante le ore di punta (intorno a mezzogiorno e verso le sei del pomeriggio), e troppo pochi clienti durante le ore di bassa frequenza. Joe cercava di coprire i momenti di maggiore affollamento programmando gli orari degli assistenti, ma solo pochi erano disponibili. Tenere desta l'attenzione in una palestra affollata era difficile. C'erano momenti in cui tutti i Reformer erano in uso, e il cliente appena arrivato doveva iniziare sul tappetino o su altre attrezzature, tenendo sott'occhio la situazione in modo da poter saltare su un Reformer appena se ne liberasse uno. Di tanto in tanto, un cliente entrava, si guardava intorno nella stanza affollata, faceva una rapida valutazione di quanto avrebbe dovuto aspettare, e poi se ne andava. Si poteva sempre tornare più tardi o il giorno dopo. Non era permesso stare in piedi a guardare, e anche se fosse stato permesso, non c'era posto per sedersi. I clienti arrivavano, si cambiavano, lavoravano, si facevano la doccia, si rivestivano e se ne andavano. Quando lo studio era affollato, trovare un posto da dove incominciare richiedeva un po' di immaginazione. Non ci si aspettava di ricevere niente di più di una qualche minima attenzione, indipendentemente da chi si era. La palestra era piccola. Con otto persone era già affollata. Potevano entrare nello spogliatoio solo due persone per volta, e dovevano piacersi. Finché il cliente non fosse stato in grado di lavorare da solo, doveva venire allo studio nei momenti di scarsa affluenza. Da qui avevano avuto origine le mie regolari sessioni mattutine con Joe, in una palestra quasi vuota e priva di distrazioni. Sapeva che imparare gli esercizi era una sfida, un processo lento e un grande sforzo, anche per i ballerini, anche se per loro lo era un po' meno. Mi promise che se avessi imparato a controllare il mio corpo, avrei potuto controllare la mia vita.

La palestra di Joseph Pilates somigliava alla lussuosa spa di Tucson solo per il nome Pilates scritto sulla porta. Anche le porte erano diverse: quelle di Joe erano vecchio stile, a Tucson erano eleganti e moderne. Una volta entrati, le differenze erano altrettanto sorprendenti. Nella palestra di Joe era vietato parlare. Non si poteva nemmeno salutare, e nel mio caso ciò includeva anche i miei genitori. Potevi cavartela con un cenno della testa o un gesto della mano. Non c'era musica d'ambiente. I telefoni cellulari, le cuffie e gli auricolari dovevano ancora arrivare. Tutti sembravano approvare la mancanza di distrazioni. In palestra non c'era una reception, né un telefono. L'illuminazione era fioca. La gente si allenava in silenzio, e tutti evitavano di ansimare o di produrre altri rumori durante gli esercizi. I profumi erano proibiti. In un'epoca in cui molti fumavano, il fumo era vietato. Tutti arrivavano vestiti normalmente e si cambiavano indossando l'uniforme di base per l'allenamento: le donne in body bianco o nero; gli uomini in pantaloncini neri, senza maglietta. Non era permesso niente di più fantasioso. Nessuno si portava l'acqua o poteva fare pause, neanche per dissetarsi. Quando la palestra era in movimento, c'era un ronzio di fondo molto piacevole prodotto dallo scorrere dell'apparecchio avanti e indietro su binari ben oliati. Durante i momenti di minor afflusso, si sentivano solo i rumori della strada, provenienti dalla Eighth Avenue. L'odore, simile a quello di una palestra durante una partita di basket al liceo, faceva capire che si faceva esercizio fisico.

Ai nostri giorni, è raro che uno studio contemporaneo imponga la disciplina teutonica della palestra di Joe; il Pilates è ormai un fatto sociale. Istruttori e clienti, durante le lezioni sia private sia di gruppo, parlano tra loro. E i clienti parlano tra loro prima, durante e dopo le lezioni. A volte la conversazione è legata all'esercizio fisico: infortuni, dolori, peripezie mediche. Più spesso le chiacchiere non sono collegate a esso: ricette, vestiti, capelli e unghie, famiglie, storie d'amore, vacanze, film, libri e gossip.

Ancora oggi, la conversazione durante gli esercizi mi dà noia. Disturba la concentrazione. La musica di sottofondo, molto presente negli studi contemporanei, insieme alla luce abbagliante, mi dà altrettanto fastidio. Mi piaceva quella sensazione di solitudine che la palestra di Joe trasmetteva anche quando era affollata. Lavoravo meglio senza distrazioni. Non c'è più un codice di abbigliamento e le varie tenute, tra cui leggings colorati, scarpe speciali, fasce, calzini, persino guanti da allenamento, catturano l'attenzione proprio come dovrebbero fare. Non era così con il monotono ma rassicurante dress code dei tempi di Joe.

Gli studi di oggi sono ben progettati, ben illuminati, molto chic, con belle attrezzature che a volte sono rivestite di colori sorprendenti. Eppure gli esercizi di base e tutta l'attrezzatura sono poco cambiati dai tempi di Joe. La gente viene su appuntamento, e negli studi più grandi ci possono essere in corso allo stesso tempo diverse lezioni di gruppo e una lezione privata. L'energia sprigionata dagli studi moderni ha il suo fascino. Sembrano avere bisogno del brusio di sottofondo come se fossero ristoranti affollati.

Fare gli esercizi a Tucson senza essere aiutato, come nella palestra di Joe dei bei tempi, in un momento di grande affluenza, mi fece ripensare alle domande che avevo accantonato. Cosa c'era nel Pilates che mi aveva attirato nella spa, in un momento in cui non avevo alcun bisogno di fare esercizio fisico? Cosa c'era nel Pilates che mi spingeva a frequentare un piccolo studio di Telluride, in Colorado, per una sessione privata? E questo anche quando la temperatura era sottozero e le strade ghiacciate? Mi interrogavo anche su tutti i cambiamenti intercorsi tra l'epoca di Joe e questo studio lussuoso, e se quello che mi attraeva allora fosse la stessa cosa che attrae le moltitudini di oggi.

I bei tempi andati erano forse migliori della pratica moderna del Pilates? Una domanda legittima che aveva una risposta semplice: no. Erano due cose diverse, ciascuna adatta al suo tempo. La palestra di Joe bastava a malapena a mantenere Joe e Clara. Rimase sempre nello stesso spazio per quarant'anni. A quei tempi non si facevano grandi affari. Se si fossero conservate le regole "classiche" dell'epoca di Joe, oggi il Pilates non esisterebbe. Dal mio punto di vista, penso che il fatto che ci siano così tante persone che si allenano continuamente, così tante persone felicemente impegnate a insegnarlo, compreso me che ne scrivo, sia la considerazione importante da fare, non se il Pilates aderisce a una serie di regole pensate per altri tempi. Lo sviluppo degli istruttori e la creazione di nuovi studi non avrebbero potuto avere luogo durante le pratiche rigide, autoritarie e ben poco commerciali di Joe. Oggi molte persone sono disposte a investire tempo e denaro per imparare a insegnare Pilates e per allestire uno studio, perché possono guadagnarsi da vivere con un'attività che amano imparare, praticare e insegnare. Certo, è un'attività redditizia per alcuni, un buon lavoro per altri, ma questo non spiega la motivazione dei clienti. Sono loro il business. La strategia di Joe "metti in piedi l'attività e poi qualcuno arriverà" non funzionava. Ci sono voluti anni per intaccare quella crosta di rigidità che Joe aveva imposto, per trasformare il Pilates in qualcosa che porta benefici a molti.

Il mio compagno di liceo che vive a Columbus, in Indiana (47.000 abitanti), frequenta uno studio locale di Pilates, uno dei due o tre presenti nella sua cittadina. La pratica regolare degli esercizi gli è stata di grande aiuto. Né lo studio, né l'insegnante, Dorothy, sarebbero lì, se non fosse stato per la modernizzazione e la commercializzazione del programma di Joe. A quaranta miglia di distanza, a Indianapolis, con una popolazione di venti volte superiore, ci sono circa una dozzina di studi di Pilates.

Lo studio della spa di Tucson era lì con le sue attrezzature costose e il personale addestrato perché il Pilates era diventato un'attività fisica molto diffusa. I clienti della spa che lo praticavano nella loro città di residenza volevano farlo anche in vacanza. Le persone che ne avevano sentito parlare volevano provarlo. L'atmosfera della spa, il design moderno e l'ambiente accogliente hanno fatto la loro parte, ma non spiegano perché il prodotto – gli esercizi – sia così popolare. Una bella caffetteria senza un buon caffè non è destinata a una lunga vita. Ci deve essere qualcosa negli esercizi. Se si praticasse solo ginnastica a corpo libero o allenamento con i pesi, lo studio avrebbe una sua clientela, ma niente di simile al pubblico che attrae il Pilates.

***

Cosa c'è in questi esercizi, qual è l'ingrediente segreto, come accade per la Coca-Cola, che spiega l'improvvisa esplosione e diffusione di questi esercizi? Come rispondere alla domanda del mio amico sul perché del Pilates? Come definirlo?

Ci sono delle buone ragioni per non farsi tirar dentro dal Pilates. Fin dall'inizio, è sempre stato scomodo, costoso e faticoso. Nonostante le regole di Joe non ci siano più, e al giorno d'oggi gli studi siano attraenti, ben climatizzati e accoglienti, gli esercizi effettivi – che tengono in movimento il corpo per circa un'ora – somigliano molto a quelli che si facevano nella palestra di Joe cinquant'anni fa. Era ed è ancora un lavoro duro. Proprio come le flessioni, i pesi e tutti gli altri esercizi simili.

Joe chiamò il suo sistema di esercizi Contrology, non Pilates. Pilates come nome del programma di esercizi sostituì Contrology poco dopo la morte di Joe, nel 1967. Joe definì il suo sistema in una frase del libro che scrisse nel 1945, *Ritorno alla vita*: "Contrology è la completa coordinazione di corpo, mente e spirito". Questa definizione non ci dice molto. Non si può nemmeno collegarla esclusivamente all'esercizio fisico, nonostante la concezione di Joe di "coordinazione" implichi il movimento. Potrebbe altrettanto facilmente descrivere l'atto di suonare il violino, di ballare il tango o di giocare a golf, e così via. Anche la meditazione richiede la coordinazione di mente, corpo e spirito. Guardare la televisione non la richiede.

Il giudice Miriam Cedarbaum diede una migliore definizione del termine nel suo verdetto dell'ottobre 2000, affermando che il Pilates era un sistema di esercizi. Il giudice Cedarbaum aveva descritto il Pilates come "un metodo di condizionamento che incorpora esercizi specifici progettati per rafforzare l'intero corpo, con particolare enfasi sulla parte bassa della schiena e la regione addominale, migliorando allo stesso tempo la flessibilità".

Mi immagino Joe, morto da oltre trent'anni, in quell'aula di tribunale. Si sarebbe alzato per obiettare: "Vostro Onore, i miei esercizi non pongono enfasi su nessuna parte o zona del corpo, trattano il corpo e la mente nel loro insieme. La mente e tutte le parti del corpo sono interconnesse e fanno parte della stessa unità. E, Vostro Onore, la flessibilità non è che uno dei vantaggi del mio sistema. Il beneficio principale è una vita più sana e più felice".

La risposta del giudice Cedarbaum sarebbe stata: "Debitamente annotato. Ho fatto il meglio che potevo con le prove che avevo a disposizione. Forse non sono stata del tutto esaustiva, ma almeno ho colto nel segno definendolo come metodo di esercizio. Andiamo avanti".

Nonostante tutto il tempo trascorso con Joe dentro e fuori la palestra, e tutte le sue conversazioni sui benefici di Contrology – che in realtà erano lezioni per un pubblico composto soltanto da me   non ha mai spiegato a me o a qualcuno a me noto cosa intendesse per "completa coordinazione di corpo, mente e spirito". O, come la chiamava lui, la "connessione mente/corpo". Non ho mai pensato di chiederglielo. Finché non ho iniziato a scrivere questo libro e a cercare di capire di cosa stesse parlando Joe, non avevo avuto bisogno di una spiegazione. Sapevo che il Pilates aveva una qualità speciale, anche se era solo una sensazione, come un senso di pericolo. Nonostante Joe fosse fermamente convinto che Contrology fosse qualcosa di sconvolgente, non credo che riuscisse a spiegare perché. Forse Joe voleva che tutti sentissero il Pilates, che ne percepissero la singolarità, ma non che lo capissero. Amava l'inspiegabile, il non detto, lo spazio che intercorre tra l'azione e il pensiero.

Incominciai a chiedere alle persone con cui praticavo Pilates perché piacesse loro. Il mio sondaggio informale tra gli insegnanti non aveva prodotto grandi risultati. Scelsi delle persone che sapevo praticare il Pilates abitualmente. Spesso mi rispondevano che gli piaceva l'insegnante. Chiedevo se c'era qualcos'altro, e la risposta era sempre la stessa: "Mi fa sentire benissimo". Avevo già percorso quella strada, e sapevo che era una delle ragioni, ma non la ragione. Certo, un istruttore di Pilates carismatico poteva essere un elemento di attrazione, ma poteva esserlo per tutti? Improbabile. Non ci sono abbastanza istruttori carismatici al mondo per spiegare la popolarità del Pilates ai giorni nostri. E ci sono così tante persone che fanno Pilates senza essere legati a un insegnante specifico che la ragione non può essere l'insegnante. La spiegazione doveva essere nella risposta "mi fa sentire benissimo". Sono tante le attività che ci fanno sentire bene. Cosa c'è esattamente nel Pilates che fa sentire le persone così bene? Talmente bene da farle diventare dipendenti.

I movimenti lasciano un senso di benessere fisico. Ci si sente più sciolti, più alti e più eretti, e la camminata migliora, il che aumenta l'autostima e la fiducia in se stessi. I vestiti stanno meglio addosso. Ci si alza e ci si siede con facilità e autorità. Anche gli altri notano il miglioramento. Forse per alcuni questi sono motivi sufficienti per continuare. La gente aderisce a diversi programmi di esercizi per le stesse ragioni. Ma come accade con molti tipi di esercizi e con tutte le diete, quando la novità si esaurisce, anche l'entusiasmo e l'assiduità sfumano. E quando ci si stanca di qualcosa, si incomincia ad ascoltare quel piccolo diavolo immaginario seduto sulla spalla, che sussurra "Perché preoccuparsi?" Eppure, per qualche motivo, milioni di persone non si stancano del Pilates.

La mia esperienza personale, i miei anni di co-gestione di uno studio di Pilates dopo la morte di Joe, e il riscontro dei molti insegnanti e clienti che ho incontrato, mi dicono che ciò che attrae non è il piacere del movimento, né l'attrazione per un istruttore, né sono semplicemente i benefici dell'esercizio fisico e neanche la convivialità di uno studio. La forza che attrae al Pilates, o che addirittura crea dipendenza, sta nella mente. La mente trasforma l'obbligo – qualcosa che devo fare, la mia visione della ginnastica – in qualcosa che voglio fare.

Il Pilates, a differenza della ginnastica, ti colloca in una speciale zona mentale. Lì, la fatica si trasforma in gioia. Il Pilates, come nessun altro programma di esercizi simili, tranne lo yoga, è riuscito ad attirarmi interferendo con la mia mente. Credo che sia quella combinazione unica di concentrazione mentale e sforzo fisico richiesto per eseguire serie di esercizi coreografati con precisione che attira milioni di persone e che le fa tornare per farne ancora.

Che si sia una persona comune, un maniaco della palestra o un atleta eccezionale, il Pilates è divertente e fornisce un profondo senso di benessere e di piacere, migliorando allo stesso tempo l'aspetto fisico e la salute, persino le prestazioni. Ti solleva dalle preoccupazioni e dalle ansie, anche se solo temporaneamente. È come suonare uno strumento musicale, o praticare uno sport, o tante altre attività fisiche come la pesca, persino il sesso o il golf. Sono attività divertenti. Quasi non ti accorgi che stai facendo esercizio fisico. La ginnastica non è divertente, il Pilates sì.

***

Il criterio con cui Joe aveva progettato Contrology era che si potesse apprendere da soli e che potesse quindi essere eseguito in quello strano stato di coscienza in cui si entra spesso quando si guida. Se non lo si fosse praticato a casa, o in una palestra, Joe immaginava grandi classi con un istruttore a pronunciare i nomi degli esercizi attraverso un megafono. Alcuni avrebbero potuto farlo a casa. Joe era convinto che alla fine si sarebbe potuta svolgere una serie completa di esercizi con la stessa facilità e lo stesso automatismo con cui si cammina. Tutto quello che si doveva fare era posizionarsi sul tappeto o sull'attrezzo e abbandonarsi all'esecuzione, proprio come fa Yo-Yo Ma al violoncello quando suona Bach (o, nel suo caso, qualsiasi altro pezzo). Il metodo di insegnamento di Joe favoriva l'autonomia. Da qui la mia sessione solitaria nella spa di Tucson.

Joe richiedeva la più completa attenzione. Evitava le distrazioni, comprese quelle autogenerate, come il pensiero. Costringeva a disattivare la rigorosa mente analitica, che prende appunti e memorizza. Faceva sì che il corpo trovasse il modo di essere aggraziato ed efficiente. Si rifiutava di spiegare perché facesse o facesse fare qualcosa. Se c'erano domande, le ignorava. Non voleva essere interrotto e rimaneva concentrato al 100% sull'allievo per tutto il tempo che riteneva utile, a volte solo pochi minuti, a volte per tutta una sessione. Per Joe, Contrology era una religione. Non si poteva metterlo in discussione, né cercare di capirlo. Andava solo praticato.

Potendo praticare gli esercizi in autonomia, Joe si aspettava che venissero fatti a casa al risveglio, così come ci si lava i denti. In questo modo, ci si sarebbe preparati per la giornata. Tutto sarebbe stato migliore, più facile, più aggraziato e meno faticoso. Joe voleva liberare e svezzare i suoi allievi dalla dipendenza da un istruttore. Pessima idea per gli affari, ma questo a lui non importava. Ma il fatto di esercitarsi a casa piuttosto che in palestra era un evento raro. Come molte delle ambizioni di Joe nei confronti del suo metodo, questa aspettativa dimostrava la sua straordinaria ma irrealistica fede nel potere di Contrology di avere la meglio su una notte insonne e tante altre priorità, come portare a spasso il cane o cambiare un pannolino. Bene, la gente non lo avrebbe fatto per prima cosa al mattino: e più tardi nel corso della giornata? Di nuovo, il conflitto tra Contrology e tante altre incombenze e vincoli, tra cui la distanza tra casa e lavoro, rendevano improbabile l'eventualità di poterlo praticare a casa. In tutti i miei anni di Contrology/Pilates, ho trovato pochissime persone che lo praticavano a casa da sole. Conosco persone che hanno messo una palestra in casa, hanno acquistato un Reformer e l'hanno usato solo quando veniva l'istruttore, una o due volte a settimana. Di certo non quello che aveva in mente Joe. Ciononostante, Joe persisteva con questa aspettativa, nonostante sapesse in base al comportamento della sua clientela che "la pratica domestica" non era una possibilità realistica per Contrology. Anche se si può praticare da soli, di tanto in tanto serve l'istruttore a ricordare i dettagli e per mantenersi dritti, centrati e concentrati. Anche gli istruttori hanno bisogno di istruttori.

Quando abitavo lontano da uno studio di Pilates, avevo un Reformer in casa e svolgevo coscienziosamente gli esercizi due o tre volte alla settimana. A quel tempo non avevo molta altra pressione su di me – nessun bambino di cui prendermi cura e lavoravo da casa – eppure, nonostante non ci fossero praticamente altri impegni a togliermi tempo, ci voleva un grosso sforzo per mettersi al lavoro. La regolarità durò, pur con entusiasmo decrescente, per diversi anni, ma non oltre l'apertura di uno studio nelle vicinanze, dove lavorava un bravo istruttore. Di lì in avanti, il mio Reformer incominciò a ricoprirsi di polvere, mentre io andavo dritto allo studio. C'è qualcosa di diverso nell'andare in una palestra o in uno studio, e praticare Pilates in presenza di altri. È raro non trarre beneficio dalla presenza di un professionista che osserva mentre si fanno gli esercizi. Nessuno li svolge perfettamente. Correzioni e suggerimenti sono sempre utili. E uscire per andare allo studio, come andare al cinema, partecipando insieme agli altri, ha un fascino speciale.

Anche se Joe parlava di Contrology come di una scienza del movimento del corpo e aveva aggiunto il suffisso pseudoscientifico "-ology" per creare la connessione, non esisteva alcuna scienza che parlasse dei benefici rivendicati da Contrology. Joe intuì l'aspetto scientifico che stava dietro i suoi esercizi. Cercò disperatamente una conferma scientifica e medica. Come sosteneva, era in anticipo sui tempi, e la scienza alla fine riconobbe la sua intuizione.

Molto dopo la morte di Joe, quando il pubblico si appassionò improvvisamente al Pilates nei primi anni '90, la scienza si insinuò in questo contesto. Preparatori fisici, studenti di educazione fisica e molti ballerini che praticavano il Pilates videro nel suo insegnamento la possibilità di farne una professione. Molti di coloro che avevano studiato con Joe iniziarono a insegnare ad altri a essere istruttori. Ron Fletcher riusciva a generare grande entusiasmo rispetto alla possibilità di diventare insegnante. Romana insegnava l'arte di insegnare Pilates.

Con la trasformazione dello sport in una grande fetta del mercato dell'intrattenimento, a partire dalla fine degli anni '70 e all'inizio degli anni '80, e la solida economia da esso generata, unita ai progressi della televisione e dell'ottica, gli atleti diventarono dei centri di profitto. Nacque un'industria per la cura e l'alimentazione del loro corpo e il miglioramento delle loro prestazioni. Molti di coloro che aspiravano a diventare insegnanti avevano studiato anatomia o kinesiologia. Volevano applicare le loro conoscenze ai movimenti del Pilates, sezionare gli esercizi per così dire. Alcuni aspiravano a diventare fisioterapisti partendo dal Pilates come base. Alcuni futuri insegnanti volevano semplicemente istruire i loro clienti utilizzando termini professionali: addominali piuttosto che addome o pancia; glutei piuttosto che sedere; quadricipiti piuttosto che cosce; e così via. L'anatomia divenne una materia obbligatoria per la certificazione come istruttore. Ed era accompagnata dalla kinesiologia, lo studio del movimento. La scienza aveva finalmente fatto il suo ingresso nel Pilates.

***

Lo studio scientifico della meccanica del corpo non è nato con Pilates, né era limitato all'esercizio fisico. Ma anch'esso venne alla ribalta quando la televisione fece conoscere alle masse lo sport basato sulla competizione, portando agli atleti la celebrità ed enormi guadagni. Migliorare la meccanica del corpo divenne essenziale per gli sportivi, tanto quanto, se non addirittura di più, il miglioramento delle attrezzature. Per esempio: i ciclisti dovevano limitare al minimo il grasso corporeo – era più facile ridurre il peso che gravava sulle ruote togliendolo al ciclista piuttosto che alla bicicletta; i nuotatori dovevano avere una determinata forma del corpo per ridurre la resistenza in acqua, e cose simili per tanti altri sport. Gli allenatori dovevano essere kinesiologi. Dovevano essere in grado di esaminare ogni movimento per migliorare la velocità, la precisione, la resistenza e l'allenamento. La necessità di vincere e le notevoli ricompense in palio erano elementi persuasivi.

Oltre allo studio della meccanica del corpo per migliorare le prestazioni atletiche, incominciarono a essere coinvolti gli psicologi per migliorare la determinazione e concentrazione. Perché gli atleti si bloccavano? Perché perdevano la concentrazione o la motivazione? Come si gestiscono gli sbalzi emotivi? La delusione? Queste erano solo alcune delle domande. Vincere richiedeva l'allenamento tanto della mente, quanto del corpo. Il calderone della competizione fu una delle prime dimostrazioni dell'importanza dello stato mentale.

Il grande tennista Arthur Ashe è accreditato per essere stato il primo a identificare i benefici sulla performance di uno stato mentale descritto come "essere in zona". Arthur Ashe, nel suo libro *Ritratto in movimento*, cita la pagina del suo diario in cui lodava la performance stratosferica di Björn Borg quando lo sconfisse in due set il 22 febbraio 1974, nella finale degli Australian Open. "Si trova in quella che chiamiamo la zona", scrive Ashe. Nella stessa pagina del diario, Ashe dice di aver preso l'espressione da *The Twilight Zone*, una serie televisiva di fantascienza andata in onda dal 1959 al 1964. Altri tennisti di alto livello copiarono l'espressione (tutti devono aver guardato *The Twilight Zone* nel loro tempo libero), e dal mondo del tennis si è diffuso a quello dei cronisti sportivi e dei giornalisti, diventando parte del discorso sportivo. Oggi si usa per spiegare i passaggi funambolici, le prese miracolose, i colpi fortunati, le rimonte, i canestri da tre punti fatti da centro campo sul fischio finale: tutti quei momenti in cui lo spettatore salta in piedi e si strofina gli occhi per essere sicuro che non sta sognando. Questi momenti straordinari ci mostrano cosa può fare il corpo umano attraverso l'allenamento, la concentrazione e il giusto stato mentale.

Alla fine degli anni '60, lo stato mentale legato all'essere in zona e il miglioramento delle prestazioni che ne risultava divenne di interesse per il dottor Mihály Csíkszentmihályi, psicologo e professore universitario. Lo studio di Csíkszentmihályi scaturì da un'esperienza durante la sua prigionia in Italia durante la seconda guerra mondiale, che alterò a livello mentale la sua visione della vita. Come accademico, avviò uno studio scientifico per scoprire il come e il perché della sua esperienza.

Mentre era in prigione, Csíkszentmihályi imparò a giocare a scacchi. Concentrarsi su quel gioco neutralizzava la misera realtà della sua prigionia e lo rendeva euforico nonostante le condizioni fossero tutt'altro che confortevoli. Anni dopo, ricordò il suo stato di euforia generato dal gioco degli scacchi e prese a studiare le implicazioni psicologiche, non tanto degli scacchi, ma piuttosto delle condizioni che il gioco richiedeva. Da questo sviluppò la teoria di uno stato mentale che etichettò come "flow", ossia stato di flusso. Nel 1990 pubblicò un libro che divenne molto popolare e influente: *Flow. Psicologia dell'esperienza ottimale*. Csíkszentmihályi vi descrisse il flow come uno stato mentale dove "l'ego scompare. Il tempo vola via. Ogni azione, movimento e pensiero segue inevitabilmente il precedente, come quando si suona il jazz. Tutto il proprio essere è coinvolto, e si utilizzano le capacità al massimo".

Il flow non è una cosa che succede comunque. Devono essere presenti alcune condizioni. Il flow si verifica "quando vengono chiamate a raccolta tutte le abilità rilevanti di una persona per affrontare le sfide poste da una situazione, [quando] l'attenzione della persona è completamente assorbita dall'attività". Il flow non solo migliora la performance, ma produce il divertimento, che Csíkszentmihályi definisce come una sensazione che va al di là del piacere. Se il divertimento potesse essere rappresentato da una scala lineare, apparirebbe tra i due estremi del non-divertimento: la noia a un estremo e l'ansia all'altro. Il divertimento, secondo Csíkszentmihályi, porta felicità, rende la vita gratificante, implica un senso di realizzazione, ed è quello stato in cui accade l'inimmaginabile.

Lo stato di flusso equivale a "essere in zona". I termini, uno psicologico, l'altro colloquiale, si riferiscono alla stessa condizione. Con qualsiasi nome lo si chiami, questo stato mentale è il cuore del Pilates. Csíkszentmihályi ha incluso una sezione sul flow e lo yoga nel suo libro (nel 1990 il Pilates era appena uscito dallo stato di letargo ed era ancora troppo oscuro per attirare l'attenzione di Csíkszentmihályi. Ma il paragone con lo yoga è valido). Csíkszentmihályi scrive: "Le somiglianze tra yoga e flow sono molto forti: in effetti, ha senso pensare allo yoga come a un'attività molto ben pianificata in termini di flow. Entrambi mirano a raggiungere un coinvolgimento gioioso e uno stato di oblio attraverso la concentrazione, che a sua volta è resa possibile dalla disciplina del corpo".

Se lo yoga secondo Csíkszentmihályi è una "attività molto ben pianificata in termini di flow", allora lo è anche il Pilates. Il Pilates, come lo yoga, è difficile e richiede grande motivazione e disciplina, ma offre godimento psichico. Come per lo yoga, le persone sono attratte dal Pilates perché migliora il loro fisico, fa bene alla salute e incide sulla longevità, ed è piacevole in modo profondo e permanente. È il godimento che risulta dalla concentrazione sui movimenti, la sfida di eseguirli e le ricompense derivanti dalla persistenza, dai progressi e dai risultati ottenuti, tutti aspetti che Joe aveva previsto per il suo programma. Un godimento psichico profondo distingue il Pilates da tante altre attività da palestra, ed è questo tipo di godimento che riporta le persone allo studio. Il Pilates, come già detto, è divertente.

Stranamente, ci sono inquietanti somiglianze tra Csíkszentmihályi e Joe. Entrambi sono stati prigionieri durante una guerra mondiale. Entrambi hanno avuto bisogno di ammazzare il tempo e di distrarsi dalla loro reclusione. Come ho discusso nel capitolo precedente, Joe si tenne occupato sviluppando un programma di esercizi; Csíkszentmihályi si dedicò agli scacchi. Ma nonostante le attività fossero diverse, i risultati erano identici: attraverso le loro occupazioni, furono in grado di distanziarsi mentalmente dal loro contesto. Forse trovarono anche un modo per godersi un po' il tempo, in attesa della fine della guerra. La prigione divenne tollerabile.

Si può entrare "in zona" lavando i piatti e, come dimostrò Joe, anche facendo ginnastica. L'attività specifica non ha importanza, purché richieda, tra le altre cose, un assorbimento totale. Se la necessità è la madre dell'invenzione, la prigionia può esserne il padre. Sia Csíkszentmihályi che Joe risentirono dell'effetto delle loro attività sulla loro disposizione mentale e l'atteggiamento generale; ma in quel momento nessuno dei due comprese gli aspetti psicologici sottostanti. Non solo il loro stato mentale era alterato, ma anche tutto il resto della loro vita. Come era capitato anche a me.

***

Durante le mie passeggiate con Joe, o nelle visite al suo appartamento, quando la maggior parte dei nostri discorsi riguardava Contrology, non fece mai un'allusione a uno stato psichico alterato. Nel suo libro *Ritorno alla vita* non si parla di ciò che accade alla mente. Parlava continuamente della connessione mente-corpo e scriveva della "completa coordinazione di mente, corpo e anima", ma non ha mai spiegato niente di quella connessione, come era nata, né perché fosse importante. Era convinto che, eseguendo i suoi esercizi con mente lucida e senza distrazioni, tutti avrebbero amato Contrology, e questo gli bastava. Non sapeva nulla di endorfine, o di cosa significasse lasciare andare il sé, o di stati mentali alterati. Non era un corridore, un appassionato di esercizi aerobici, o una persona dedita alla meditazione, e non ha mai assunto LSD, peyote, o altre sostanze simili. Quello che sapeva lo sapeva benissimo: come funzionano i muscoli, come risolvere le distorsioni, le slogature, il mal di schiena e altri dolori simili, e come migliorare la propria vita attraverso l'esercizio fisico. E come insegnare il suo metodo di esercizi. Joe credeva che i suoi clienti amassero fare i suoi esercizi così come i ballerini amano ballare, e che accettassero incondizionatamente la sua teoria sui benefici per la salute apportati da Contrology. Sapeva che la gente aveva un aspetto migliore e si sentiva meglio dopo aver fatto esercizio fisico, ma anche

che le alternative per raggiungere questo obiettivo erano molteplici. Aveva una teoria molto personale sul perché i suoi esercizi piacessero tanto: perché emulavano il sesso e miglioravano le prestazioni sessuali. Ma la teoria di Joe non regge come motivazione profonda: il Pilates non è sesso, ma come la maggior parte degli esercizi fisici, stimola la libido e migliora le prestazioni. Nessuna delle riflessioni di Joe ha mai toccato la motivazione di base che spingeva a dedicarsi a una disciplina difficile, costosa e scomoda, in modo regolare.

Siccome impegna la mente, il Pilates genera nel sistema nervoso un impulso elettrico o una sostanza chimica, che registriamo come godimento. Questi impulsi e sostanze chimiche fanno sì che il cervello desideri una ripetizione dell'esperienza, e questo è ciò che crea la dipendenza. Si pensa di essere dipendenti da un'attività, ma in realtà si è dipendenti dal sottoprodotto chimico di quell'attività. Si diventa lo spacciatore di se stessi. Non c'è gloria, onore, plauso, celebrità, né alcun riconoscimento esterno per aver fatto un allenamento sul Reformer. Il piacere più profondo viene da dentro. La gente fa Pilates per sperimentare il flow, per entrare in zona. Le sostanze che creano dipendenza e le cariche elettriche sono generate non solo dall'atto fisico degli esercizi, ma dalla concentrazione, dalla sfida, dallo sforzo richiesto per compierli.

Capisco che imparare Contrology e praticarlo sotto lo sguardo vigile di Joe fosse diverso da quanto l'appassionato di Pilates dei nostri giorni sperimenta. Mentre credo che il metodo utilizzato da Joe per impartire le sue istruzioni contribuisse a raggiungere il flow, a entrare in zona, credo che anche il Pilates di oggi ci porti nel flow. Se la persona che fa Pilates entra in uno stato di alterazione, questo ha a che vedere quasi interamente con la struttura degli esercizi e i requisiti per la loro esecuzione. Queste qualità sono state inserite da Joe e rimangono efficaci oggi, come lo erano quando lui insegnava Contrology. Le sue regole, l'ambiente e il modo in cui insegnava hanno avuto la loro importanza, ma alla fine sono stati i requisiti degli esercizi, come accade per i requisiti degli scacchi, a portare in zona chi pratica Pilates. L'insegnamento di Joe ha accelerato o approfondito il processo, e la sua tecnica merita di essere osservata.

Joe era un insegnante istintivo, quello che si potrebbe definire un talento naturale. Sono certo che non ha mai letto un libro né un articolo sulle tecniche d'insegnamento. O che abbia seguito un qualsiasi corso. O che addirittura avesse un tutor di educazione fisica. Era un autodidatta. Il suo libro *Ritorno alla vita* non dice nulla sull'insegnamento. Non ha mai menzionato una volta che ci fosse qualcosa di importante da imparare sull'insegnamento, o che ci fosse un modo migliore di insegnare Contrology. Per una persona che si aspettava che tutti imparassero e praticassero Contrology, si tratta di una strana omissione.

C'è molto da imparare dal metodo di insegnamento di Joe. La lezione più significativa che mi ha lasciato è stata la sua modalità di correzione, sempre positiva, mai negativa. Nessuno faceva mai niente di sbagliato, proprio come non esiste una nota sbagliata nel jazz. Joe correggeva suggerendo come farlo meglio. Istruzioni semplici e dirette. Facile supporre che il suo approccio conciso e minimalista alle istruzioni derivasse dalla sua impazienza o dalla sua fissazione per l'efficienza. Si è sempre rifiutato di spiegare lo scopo o la meccanica di un esercizio. Non ne ha mai dimostrato uno. Diceva quello che voleva che accadesse, come "apri il carrello", ma non come farlo, come ad esempio, "allunga le gambe". Questa non era impazienza o efficienza; Joe voleva che l'allievo capisse, sentisse e poi interiorizzasse la soluzione. L'altra caratteristica della tecnica di Joe era il rifiuto di qualsiasi interruzione. Ignorava le domande fatte per scoprire quale parte del corpo venisse esercitata, per esempio: "Questo è per il mio interno coscia?", o che effetto avesse il movimento per il corpo, come "Servirà ad appiattire la mia pancia?". Una volta gli chiesi, dopo una sessione, perché si facessero dieci ripetizioni di quasi tutti gli esercizi, indipendentemente dal fatto che il movimento fosse semplice, breve, lungo o complesso. La sua rapida (e seccata) risposta fu: "E perché no?" Poi disse: "Se il conteggio è sempre uguale, non serve pensare troppo a quante sono le ripetizioni". Sapeva che se avesse consentito di prendere appunti, di memorizzare, o anche di fare una pausa per bere, la concentrazione sarebbe venuta meno e non si sarebbe più recuperata. La sua attenzione per l'allievo rifletteva il modo in cui voleva che l'allievo si concentrasse sui movimenti. L'attenzione di Joe era anche il suo modo di dimostrare affetto, persino amore. Ci si sentiva accuditi. Si percepiva il suo interesse. I sentimenti che mi ha lasciato sono ancora lì, da qualche parte nei miei pensieri, nonostante i tanti anni trascorsi.

Il Pilates di oggi, in tutte le sue varie forme, richiede ancora una concentrazione totale, istruzioni, un'adesione spontanea, e richiede ancora di dissociarsi dalla vita quotidiana e da tutte le sue preoccupazioni. E garantisce le stesse ricompense fisiche e psicologiche.

Se la vera peculiarità del Pilates è che si tratta di una serie di esercizi che, anche se difficili, procurano piacere psicologico, possiamo definire il Pilates non solo per quello che è, ma anche per l'effetto che ha. Questa è la mia definizione: "Il Pilates è un sistema di movimenti coordinati, concentrazione e respirazione che assorbe completamente l'individuo in ciò che sta facendo, aggiunge grazia ed efficienza alla vita quotidiana, allevia lo stress, migliora la circolazione, aumenta l'autostima, si trasforma in un'abitudine e, soprattutto, è divertente da praticare".

Questa definizione spiega perché il Pilates sia cresciuto nel tempo, passando da un programma di esercizi praticato da un piccolo gruppo di aficionados, a una disciplina di popolarità mondiale. È la magia del flow, la sensazione di essere in zona, a contraddistinguere il Pilates. Anche a Joe sarebbe piaciuta questa definizione una volta che si fosse abituato all'idea del Pilates moderno.

Il Pilates oggi copre un gran numero di varianti. Quando Joe lo insegnava e lo controllava (il termine era, dopo tutto, "Contrology"), la parola indicava solo ciò che veniva fatto nella sua palestra. Era una sequenza di base che tutti seguivano con precisione. Non è più così. I movimenti variano; ci sono altri esercizi e attrezzature aggiuntive. Lo stile d'insegnamento e la scelta degli esercizi variano in funzione dell'insegnante, del cliente e della classe. Ogni studio ha una cultura e regole diverse. Ci sono molti nomi a precedere il nome generico Pilates. Ma non importa come si chiama, o come si insegna, o su quale attrezzatura si esegue, tutto deriva dalle stesse radici. Le basi sono le stesse per un Ron Fletcher Pilates Studio a Beverly Hills, un Balanced Body Pilates Studio a Telluride, uno Stott Pilates Studio a Denver, un Romana Pilates Studio in Florida o un Classic Pilates Studio a New York. L'attrezzatura moderna è identica dal punto di vista funzionale agli attrezzi che Joe aveva progettato e costruito manualmente quasi cento anni fa, salvo per i più recenti dettagli e l'aggiornamento non sostanziale di alcune parti. La concentrazione, la respirazione e il ritmo continuano a essere aspetti fondamentali. E a causa della struttura degli esercizi progettati da Joe più di un secolo fa, tutti coloro che si dedicano al Pilates entrano in zona, sperimentano il flow a qualche livello, in ogni caso al punto tale da decidere di continuare.

L'obiettivo di ogni studio e di ogni insegnante è che il cliente possa sentirsi bene con se stesso dopo un'esperienza piacevole e sana. Quando la sessione è finita, ogni insegnante vorrebbe sentire il cliente dire, mentre se ne va, "Meraviglioso, grazie, ci vediamo dopodomani, stessa ora". Questa è la risposta che Joe ricevette da me, mentre mi trascinavo fuori dalla sua palestra dopo la mia prima sessione.

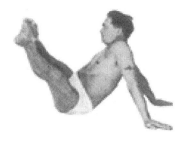

EPILOGO

Il Pilates di oggi è davvero un miracolo. È un metodo di esercizi praticato da milioni di adepti nella maggior parte dei Paesi del mondo. All'interno di quei milioni, il colore, il credo, l'orientamento sessuale, la politica o la religione, la corporatura, l'età, persino il livello di forma fisica, non contano affatto. Inoltre, il Pilates è insegnato da decine di migliaia di persone che in gran parte si guadagnano da vivere e trovano un'enorme gratificazione personale nell'aiutare gli altri.

Fare Pilates fa bene. Non importa se vi state divertendo con quello che pensate sia il Pilates "Classico", il "Fletcher" Pilates, il Pilates di "Romana", o il Pilates di "Eve", o centinaia di altri marchi come Stretch Pilates, Yogalates, YouTube Pilates, o la vostra versione sintesi del Pilates. Va bene qualsiasi cosa. È pur sempre esercizio fisico. È qualcosa che si decide di fare volontariamente e, con rare eccezioni, allegramente. La possibilità di infortunio è minima e il risultato certo è un miglioramento a livello di salute, mobilità e gioia di vivere.

Oggi, i professionisti del Pilates conducono ricerche importanti sull'anatomia umana, i traumi, il recupero post-chirurgico, la disabilità e altri problemi muscolari/scheletrici. La ricerca viene condotta clinicamente attraverso l'applicazione su pazienti reali dei principi di base sviluppati da Joseph Pilates. I risultati sono spesso stupefacenti. La ricerca è liberamente condivisa nei grandi raduni di professionisti del Pilates che si tengono in tutto il mondo.

Ci sono molte scuole di formazione e accademie che preparano i loro studenti al difficile lavoro di insegnare agli istruttori come insegnare Pilates. Centinaia, anche migliaia di ore vengono spese per imparare le basi del Pilates. È un processo arduo, costoso e difficile, che raramente si interrompe nel momento in cui lo studente riceve la certificazione. Sia per il professionista, sia per il cliente, la richiesta continua posta da questa disciplina di non smettere di imparare, di porsi nuove sfide e di andare oltre è di per sé una forza destinata a migliorare la vita.

Che si sia un allievo o un professionista, che si stia seguendo uno dei tanti diversi tipi di Pilates dalle diverse denominazioni, si stanno comunque seguendo i principi di base di Contrology, come lo chiamava Joe, utilizzando, verosimilmente, attrezzature corrispondenti a quelle che lui aveva progettato. Non esiste un "unico" Pilates; non esiste un Pilates "classico"; non esiste un Pilates migliore o peggiore. Proprio come quando Joe era essenzialmente l'unico insegnante, il Pilates non è ciò che si ottiene come risultato, ma ciò che si regala a se stessi. Joe voleva che fosse così.

Spesso mi viene chiesto cosa penserebbe Joe se ritornasse a vivere oggi. Per rispondere a questa domanda, mi voglio assegnare il ruolo immaginario di accompagnatore. Lo porterei prima di tutto in uno studio dove si sta svolgendo una lezione sul Reformer, mentre in un'altra stanza è in corso una sessione privata o un duetto. Nel giro di pochi minuti gli verrebbe un colpo. Avrebbe bisogno di costrizioni fisiche e di sedativi per via endovenosa. Anche da sedato e legato, pretenderebbe che il suo nome fosse rimosso dall'insegna sulla porta, dal materiale pubblicitario e persino dalle magliette indossate dagli insegnanti e da qualche cliente. Cercherebbe di strappar via dalle pareti le foto che lo ritraggono, e, tranne il Ladder Barrel (che è ancora esattamente come l'aveva costruito lui), cercherebbe di distruggere tutta l'attrezzatura dello studio. Spegnerebbe la musica e cercherebbe di cacciare dal locale la receptionist.

Poi, dopo che il narcotico avesse fatto il suo effetto, che la pressione sanguigna gli fosse scesa a 130 su 90, e quando si trovasse fisicamente immobilizzato, potrei incominciare a parlargli. Gli racconterei la storia di questo libro. Gli direi che il suo sogno si è realizzato, che il suo lavoro di una vita non è stato vano. Che il Pilates di oggi è il suo Pilates, abbellito, lucidato, migliorato, in qualche caso – anche se raramente – imbastardito e sfruttato, e che è diventato una disciplina universale. Che ha ricevuto l'approvazione di molti esponenti della comunità medica, che è probabilmente uno dei nomi più pronunciati al mondo, ed è praticato dalla moglie di un presidente, da molti atleti professionisti di alto livello, da compagnie di danza classica e moderna, da cantanti d'opera e pop, da star del cinema e della televisione.

Continuerebbe a non capire.

Allora gli direi: "Il Contrology che hai lasciato ha rischiato di morire per ben tre volte. Non c'è stato nessuno dopo di te. È sopravvissuto perché era qualcosa di valido e necessario, ma c'è voluto molto tempo per far passare quel messaggio. Io e molti dei tuoi clienti l'abbiamo portato avanti un po' alla volta, ma non avrebbe potuto durare sotto la nostra gestione".

Lui si acciglierebbe e chiederebbe chi, oltre a me, avesse cercato di farlo andare avanti. "Mio padre e Julie Clayburgh".

"Bene, proprio quelli che avrei scelto io. E poi cosa è successo?"

Io continuerei: "Avevamo bisogno di una gestione professionale e di qualcuno che conoscesse il tuo lavoro per insegnarlo. John e Hannah non erano interessati. Così abbiamo preso Romana Kryzanowska".

"Quella giovane ballerina che avevo sistemato anni fa? Le piaceva il lavoro, anche dopo che l'ho rimessa in piedi. E com'è andata?»

Direi a Joe che è stata bravissima, ma è durata solo una decina d'anni, e poi abbiamo dovuto arrenderci e chiudere i battenti. Poi altri due proprietari hanno tentato di continuare l'attività, ma hanno fallito. Joe ne rimarrebbe perplesso. Gli direi che il Pilates era diventato popolare, ma fino a quel punto non aveva fatto altro che accumulare fallimenti.

Continuerei: "Nonostante i fallimenti, Contrology è cresciuto per merito proprio. Cominciò, molto lentamente, ad attirare praticanti che lo capirono e impararono a insegnarlo. Man mano che i professionisti lo studiavano, ci lavoravano e lo apprezzavano, ci vedevano anche degli aspetti da migliorare. Loro, in modi diversi, avevano la tua stessa passione. E, per dedicarsi al Pilates, avevano bisogno di potersi guadagnare da vivere. Doveva diventare un'attività remunerativa. Offrire lezioni di gruppo, sessioni private, appuntamenti, registrazioni e marketing era essenziale. Si sono formate delle associazioni professionali. C'è anche un archivio che si incrementa di giorno in giorno. In effetti, il Contrology di oggi è considerato il metodo di esercizi più universale e più diffuso al mondo, proprio come avevi previsto tu. E, per inciso, per merito tuo ho avuto e continuo ad avere una vita sana e meravigliosa. Ti prego di tenere conto di tutto questo".

Con questo Joe si rivolgerebbe a me e dicendo: "Quindi, adesso che mi parli di te, e ora che hai ottantaquattro anni, la stessa età che avevo io quando sono morto prematuramente, com'è stata la tua vita in questi ultimi cinquantadue anni? E Contrology cosa ha fatto per te?"

"Joe, ho avuto una vita molto piena. Tanto dolore, tanto lavoro, tanto divertimento e qualche successo. Dopo molte prove ed esperimenti, ho finalmente trovato la mia compagna ideale e da ventotto anni abbiamo una vita fantastica. Anche lei fa Contrology, e mi ha convinto a riprenderlo. Sono vicino a tutti e quattro i miei figli, che sono tutti diventati grandi e se la passano bene. Abbiamo due nipoti. Ho praticato l'avvocatura fino all'età di ottant'anni, sono stato sindaco della mia città in Colorado, mi sono divertito pilotando il mio aereo e mi sono mantenuto in forma".

Joe farebbe un grande sforzo per accettare tutto questo, e avrebbe tutta la mia comprensione. Quando morì, avevo trentadue anni e probabilmente ai suoi occhi ero una persona ancora non ben definita. Poi mi chiederebbe se Contrology mi avesse aiutato nella vita.

Gli direi che ha un grande effetto sulla mia esistenza, oltre a mantenermi in buona salute e a garantirmi una certa scioltezza.

"Cioè?", borbotterebbe.

"Tu e Contrology mi avete offerto un faro. In qualche modo il solo fatto di riservare del tempo, qualche giorno alla settimana, per concentrarmi sul mio corpo e su ciò di cui aveva bisogno, e di entrare in quel profondo stato di concentrazione, mi ha cambiato completamente la vita".

Dall'espressione di Joe sarebbe ovvio che con questo non avrei risposto alla sua domanda. È sempre stato impaziente. Quindi ci riproverei.

"Ho finalmente sostituito le aspettative che tutti avevano su di me con le mie aspettative personali. Ti ho sempre avuto in mente. A te non interessava quello che pensavano gli altri di te. Mi sono ricordato delle nostre passeggiate. Camminavi al tuo passo, andavi dove volevi. Facevo finta di essere ancora lì con te, ma non soltanto mentre andavamo su per la Eighth Avenue, percorrevamo la vita con uno scopo, una direzione, senza preoccuparci degli altri, senza lasciare che ci rallentassero o ci distraessero, pur senza disturbarli. Cose da poco, forse. Ma per me, che ero sempre preoccupato di controllare chi mi stesse guardando, era importante. Ascoltavi te stesso e poi ti sembrava di poter stare a sentire tutti gli altri. Mi hai incoraggiato ad ascoltarmi. Dopo di che ho potuto ascoltare gli altri".

Prenderei fiato e noterei qualcosa di nuovo in Joe. Non saprei dire perché, ma avrebbe un'aria rilassata.

"C'è dell'altro?"

"Sì", risponderei. "Quando sei entrato nella mia vita, avevo bisogno di un modello di vita diverso da quello dei miei genitori. Mi hai dimostrato come trovarlo, anche solo attraverso il tuo esempio di autonomia e capacità di sopravvivenza. Questo da solo mi ha salvato la vita".

Joe direbbe: "Sei stato bravo, John, dopo un avvio così incerto".

Risponderei: "Spero di averti reso giustizia, Joe, te lo meriti".

Joe sorriderebbe. E se solo potessi fare una foto a quel viso, la potrei custodire come l'unica foto esistente di Joe che sorride.

RINGRAZIAMENTI

Se questo libro vi è piaciuto, ci sono numerose persone e una casa editrice che meritano dei ringraziamenti. Se invece non vi è piaciuto, o se avete pensato di non aver speso bene i vostri soldi, allora la colpa è solo mia. Mi dispiace, tutti hanno fatto del loro meglio, e io sono stato l'unico a deludervi.

Se il libro vi è piaciuto, devo ammettere che devo tutto all'aiuto che altri mi hanno generosamente offerto. Mia moglie, Bunny Freidus, mi ha costantemente fatto da cassa di risonanza nel suo ruolo di fine editor e di critica. Ha sopportato con aplomb il mio inappropriato fastidio per le critiche negative. Sapevo che aveva ragione e questo ha peggiorato la situazione. Mio fratello, Lewis, ci ha messo del suo ogni volta che gliene ho offerto la possibilità. Essendo un autore pubblicato, ho dovuto ascoltarlo, e dopo aver messo da parte lo spirito di competizione che mi ha accompagnato per una vita e aver seguito i suoi consigli, il libro è sensibilmente migliorato. Paul Zakrewski, consulente editoriale professionista, mi ha tirato fuori da certi orrendi baratri in cui ero precipitato. Ha fatto di tutto per mettere a tacere l'avvocato che c'è in me. Se vi sono piaciute le immagini, se sono servite ad arricchire il testo, il merito è di mia figlia Lauren Steel, valida photo editor professionista. Si è data un gran da fare per tenere sotto controllo il mio inopportuno bisogno di inserire una quantità di immagini irrilevanti (forse per ridurre la mia ansia per il timore che il testo fosse insufficiente). E infine il team di Girl Friday Productions ha fatto quello che io non avrei saputo fare: trasformare un manoscritto in un libro compiuto. Girl Friday si è occupata dell'editing, della grafica, della produzione e del marketing, e l'ha fatto con grande grazia e competenza. Io non ho fatto altro che scrivere.

Il fatto di trasformare la mia vita con Pilates in un libro da mettere sullo scaffale (o nella pila dell'invenduto) rappresenta solo metà della storia. Tirare fuori un libro dalla mia testa e metterlo su carta ha richiesto molto tempo e l'incoraggiamento, il sostegno e l'assillo periodico di tanta gente quanta ne potrebbe contenere un villaggio. Ho dovuto essere spinto a recarmi alla palestra di Joe Pilates, spinto a riprendere Pilates dopo che l'attività è stata venduta ad Aris Isotoner, spinto a scrivere un libro, e spinto a non smettere di scrivere. Era sempre troppo facile avere qualcos'altro da fare: come il mio lavoro di tutti i giorni, per esempio. La prima spinta venne da mia madre, Ruth. La spinta successiva venne da mia moglie, Bunny. Mi esortò a riprendere il Pilates dopo una lunga pausa, e poi mi suggerì ripetutamente di scrivere un libro. La mia prima partecipazione e una convention della Pilates Method Alliance nel 2007 fu il vero inizio. Dopo il discorso, molti del pubblico mi si avvicinarono e, dopo avermi fatto sapere quanto gli piacesse sentire le storie dei vecchi tempi, mi suggerirono: "Dovresti scrivere un libro". "Lo comprereste?", chiesi indagando. Alcuni risposero: "Sì, credo proprio di sì". Alcuni dissero che lo avrebbero comprato se avesse avuto buone recensioni, o se qualcuno di cui si fidavano lo avesse consigliato. Con quelle che stimai essere un centinaio di copie di potenziale di vendita, iniziai ad abbozzare il libro. Poi, una volta che Bunny e mio fratello Lewis si accorsero che avevo iniziato un "progetto" (sapendo quanto seriamente seguissi il dettame di mio padre di non intraprendere mai nulla che non fossi certo di poter portare a termine), tutto quello che dovettero fare fu di spingermi a proseguire. Le mie figlie – Lauren, Eliza e Sabrina – e mio figlio Zach e sua moglie, Nicole, insegnante di Pilates, mi dimostrarono tutto il loro entusiasmo per il fatto che stessi scrivendo quel racconto. Mary Bowen, un'illustre insegnante di Pilates, psicologa junghiana ed ex-studentessa di Joe, fece ricorso a tutte le possibili astuzie per tenermi in pista e farmi andare avanti. Ken Endelman rubò del tempo alle sue giornate piene di impegni per perfezionare l'attrezzatura di Balanced Body, in modo da sostenere la mia grinta altalenante. Ken c'era sempre quando si trattava di discutere la storia del Pilates, di farmi sentire il benvenuto a Sacramento e permettermi di accedere al suo vasto archivio di materiale sul Pilates. Nora St. John, Al Harrison e Dave Littman di Balanced Body mi sono stati sempre vicini con la loro amicizia, l'ospitalità e il loro caloroso incoraggiamento. E sono felice di riconoscere il dolce sostegno ricevuto dai miei tanti magnifici e talentuosi insegnanti di Pilates: Shari Berkowitz, Amy Havens, Elizabeth Larkam, Annette Petit e Jean-Marie Mahieu. I miei istruttori non sono stati solo dei fantastici insegnanti, ma anche dei grandi e devoti allievi di Pilates. Jean-Marie a L'Isle-sur-la-Sorgue, in Francia, che parlava poco inglese, era difficile da capire. Poco importava: le indicazioni in francese, anche se spesso difficili da afferrare, suonano bene e trasmettono magicamente quello che basta, proprio come un menù francese.

Lauren Steel, che ha raccolto tutte le foto, ringrazia le seguenti persone che hanno sottratto tempo alle loro giornate di lavoro per cercare e trovare le immagini ad alta risoluzione presenti in questo libro: Kristi Cooper, Kristin Miller, Kateryna Smirnova, Melissa Tran e Kyria Sabin Waugaman.

In fin dei conti, era il fantasma del vecchio, duro e nodoso Joseph Pilates la forza che mi spingeva verso la macchina da scrivere la mattina presto o la sera tardi. Il suo ricordo aleggiava sopra di me come allora, anche se in silenzio. Come al solito lui mi ha fatto trovare la mia strada.

Mentre scrivevo, e pensavo a Joe e Clara, e anche mentre pratico Pilates, tenevo e tengo presente che è stato il lavoro di Joe di cento anni fa a migliorare la vita di così tante persone. Se siete uno di loro, praticante o insegnante, sapete cosa intendo. Se non lo siete, fidatevi di me quando vi dico che, in una vita passata a fare Pilates, non ho mai incontrato nessuno che non si sia goduto ogni singola sessione. Non si può dire lo stesso per il golf, una vacanza, un film, un libro o un'opera teatrale. Persino una bistecca. Esiste anche il sesso di cattiva qualità. Ma il concetto di "Pilates di cattiva qualità" è un ossimoro. E se i sentimenti di soddisfazione, di appartenenza a una comunità e di gioia provati da così tante persone potessero essere confezionati e distribuiti equamente a tutti, il mondo sarebbe sicuramente un posto migliore, proprio come diceva Joe.

CREDITI FOTOGRAFICI

Immagini di copertina e di apertura dei capitoli: per gentile concessione dell'Università Internazionale di Pilates Fitness4you
Pagina 16: per gentile concessione dell'autore
Pagina 28: per gentile concessione di Ron Fletcher Pilates
Pagina 29 (sinistra e destra): foto di I.C. Rapoport
Pagina 48: per gentile concessione dell'autore
Pagina 62: foto dell'autore
Pagina 64 (in alto e in basso): per gentile concessione di Balanced Body
Pagina 67 (sinistra e destra): per gentile concessione di Balanced Body
Pagina 75: foto dell'autore
Pagina 82: per gentile concessione di Balanced Body
Pagina 125: foto dell'autore
Pagina 127: per gentile concessione dell'International Pilates University Fitness4you
Pagina 150: per gentile concessione di Ron Fletcher Pilates
Pagina 153: per gentile concessione di Ron Fletcher Pilates
Pagina 156: per gentile concessione di Balanced Body
Pagina 158: per gentile concessione di Balanced Body
Pagina 174 (sinistra e destra): per gentile concessione di Pilates Anytime
Pagina 194: per gentile concessione di Balanced Body
Pagina 195 (in alto e in basso): per gentile concessione di Balanced Body
Pagina 200: per gentile concessione di Balanced Body
Pagina 241: foto di Lauren Steel

L'AUTORE

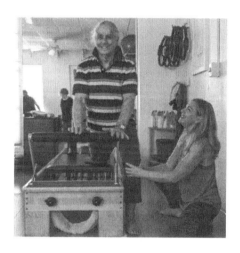

*L'autore con la master teacher di Pilates Amy Havens,
nel suo studio, CenterPoint Pilates di Santa Barbara,
mentre controlla la corretta esecuzione di "Eve's Lunge".*

John Howard Steel ha praticato la disciplina giuridica per sessant'anni e il Pilates per quasi lo stesso periodo di tempo. Essendo una delle poche persone ancora viventi ad aver conosciuto Joseph Pilates e ad aver studiato con lui dentro e fuori il suo studio, Steel ha goduto di una prospettiva unica nella narrazione di questa storia. Steel ha concesso interviste a numerose pubblicazioni e tiene regolarmente conferenze sulla storia del Pilates per gli insegnanti e i proprietari di studi. Vive a Santa Barbara con sua moglie Bunny. Questo è il suo primo libro.